CARE
Good Care ,
Good Living

CARE
Good Care ,
Good Living

CARE
Good Care ,
Good Living

care 55

物理治療師教你
巴金森氏症病人的運動

編　　著：湯佩芳、黃正雅
插　　畫：小瓶仔
責任編輯：劉鈴慧
美術設計：張士勇
校　　對：陳佩伶
出 版 者：大塊文化出版股份有限公司
台北市105022南京東路四段25號11樓
www.locuspublishing.com
讀者服務專線：0800-006-689
TEL：(02) 8712-3898　FAX：(02) 8712-3897
郵撥帳號：18955675　戶名：大塊文化出版股份有限公司
法律顧問：董安丹律師、顧慕堯律師
版權所有　翻印必究

總經銷：大和書報圖書股份有限公司
地址：新北市新莊區五工五路2號
TEL：(02) 89902588 (代表號)　FAX：(02) 22901658
製版：瑞豐實業股份有限公司

初版一刷：2018年1月
初版五刷：2023年10月
定價：新台幣450元
ISBN：978-986-213-854-0
Printed in Taiwan

物理治療師教你
巴金森氏症病人的運動

湯佩芳、黃正雅
編著

目錄

序

正確運動好重要
物理治療好給力

曹昭懿／臺大物理治療學系主任、教授
臺灣物理治療學會理事長

《物理治療師教你》系列的第四本書要問世了；繼《物理治療師教你：自助擺平痠痛》、《物理治療師教你：中年後，亞健康人的正確運動》、《物理治療師教你：打球受傷怎麼辦》之後，《物理治療師教你：巴金森氏症病人的運動》也竣工準備加入行列。

物理治療師是動作問題、運動功能的專家！
無論是病人看似簡單的生活行動能力、或是運動員創造佳績奪金的競技超能力，只要遇到動作問題，來找物理治療師就對了。

本書以巴金森氏症病友與家屬為對象，由本系專長於神經物理治療的湯佩芳老師、黃正雅老師為首，

除了有系內同專長的陸哲駒老師、李亞芸老師共襄盛舉之外，也邀請了整個照護團隊的各領域專家，一起來為病友撰寫各章節，提供全方位最到位的建議。

這是國內第一本，針對巴金森氏症病友的居家運動書籍，針對病友們常見的各項動作障礙，提供合適的運動處方，詳細的文字配合圖片解說，介紹的運動相當淺顯易懂，讓病友與家屬們都很容易上手做運動。做運動，除了要有正確的動作指引，最重要的是持之以恆的運動習慣。

一開始有動作問題懷疑自己患病時，應該先求助於神經科醫師，確診後配合醫師用藥，再找物理治療師評估，使用本書所提供的居家運動幫助自己。有了正確的運動處方、學會正確運動、持之以恆地執行、定期回診、狀況改變時再找物理治療師改變運動處方，就可以減少巴金森氏症引起的動作障礙，對日常生活的影響。如果能有效控制動作障礙與生活不便，病友就能與巴金森氏症和平共處，與之共舞。祝福大家！

巴金森氏症病友的最佳推手物理治療師

鄭素芳／臺大醫學院物理治療學系暨研究所教授
臺大醫學院學務分處主任兼副院長
世界物理治療聯盟亞太區域主席

　　隨著國人平均壽命的增加，與老化相關疾病的治療也被廣為重視，其中巴金森氏症的治療，是當今神經退化疾病中備受重視的議題。由於巴金森氏症合併許多動作障礙問題，影響其活動功能與生活品質，除了藥物治療外，運動訓練更是不可或缺的項目。而身為動作控制與運動專家的物理治療師，在巴金森氏症治療團隊中是不可缺席的一員。

　　個人在臺大醫院物理治療中心創立時擔任中心主任之職，積極促進物理治療與其他醫學專業直接合作與照會。有幸獲得當時神經部主任吳瑞美教授的支持，由物理治療中心於神經部設立「神經物理治療室」，提供神經疾病患者物理治療評估與介入服務。此外也與「巴金森症暨動作障礙中心」合作，提供物理治療團體

衛教、諮詢與演講服務。

　經過物理治療師們九年來的耕耘,這些臨床服務皆受到病友與家屬的一致好評。更重要的是,藉由門診、衛教演講與各項病友活動,臺大物理治療學系暨研究所的學生們直接與病友互動、深入了解病友生活狀況,並陪伴參加戶外聯誼活動,這些都是無價的學習經驗。

　臺大醫院「巴金森症暨動作障礙中心」,從設立至今的成長與貢獻有目共睹,除提供病友們各層面的諮詢與照護,更屢次獲得美國巴金森基金會認證為優良巴金森中心。物理治療師能夠參與跨專業的團隊服務,一起為巴金森氏症病友福祉盡一份心力,真是與有榮焉。

　《物理治療師教你:巴金森氏症病人的運動》,是臺灣大學物理治療學系暨研究所湯佩芳副教授與黃正雅助理教授,協同多位教師,為大家撰寫的國內第一本針對巴金森氏症病友的居家運動書籍,針對巴金森氏症病友的各項動作障礙提供合適的運動處方。配合詳細文字與圖形解說,以淺顯易懂的方式介紹各類型

運動，讓病友與家屬們都很容易了解與上手。

　　在此要恭喜參與本書出版的所有物理治療師們，能在齊心努力下順利完成，相信這本書會是巴金森氏症病友提升運動功能與生活品質的最佳推手！

好的居家運動指引書籍
對病患及家屬十分重要

蔡崇豪／臺灣動作障礙學會理事長
中國醫藥大學附設醫院神經部主任、教授

　　巴金森氏症於 1817 年被描述及發現，迄今仍不知其真正致病原因，而其最關鍵的病理變化乃是中腦黑質部製造多巴胺的神經細胞退化凋亡。

　　病人的症狀主要是有動作緩慢、顫抖，及肌肉僵直的現象。在疾病的過程中有些病患可能會有小碎步、步態凍僵或走路會往前衝的現象。除了大家所熟知的這些動作相關症狀，近十幾年來神經學家更注意到痠痛、消化道症狀、情緒、睡眠、認知功能及嗅覺等等的非動作性症狀有時對病人也會造成莫大的困擾。

　　自 1960 年代，「左多巴」被應用於巴金森氏症的治療以來，後續又有許多新藥問世。其最大的目的乃希望能改善並維持病患症狀不要有太劇烈的波動且藥效能拉長。不過有部分的病人仍會面臨病狀在好與壞

之間擺盪及藥效縮短的問題。以上這些景況均是病人
及家屬所必須長期共同克服的問題。特別是有不少病
友因為病症所致之身體或心理的不適而不想動或不運
動，致使病情退化更加快速。

**個人的臨床經驗及國內外的研究均顯示：規則且
正確的復健及運動，對巴金森氏症病患是有相當的助
益。而最近研究發現，特別是超過 3 個月以上的復健
與運動，不只對神經系統有好處，更可能減少藥物相
關之副作用。**

因此有一部好的居家運動指引書籍，對病患及家
屬而言均十分重要。雖然這是知識爆炸與網路普及的
時代，但在國內有關巴金森氏症居家運動的書籍並不
多見。臺大醫學院物理治療學系湯佩芳老師、黃正雅
老師及多位同仁於其忙碌的工作之餘編撰此書，相信
促其完成此艱鉅任務之原動力必是源自其心中對病人
及家屬極大的關心與負擔。

特別是他們均有非常豐富的臨床經驗，故此書有

關各層面的居家運動動作之論述皆極精闢；不只針對不同期別的病患設計了適合的居家運動方式，同時也對如何克服步態凍僵、吞嚥困難、預防跌倒與如何增強肌力與耐力等等困難問題有相當清楚的圖說及闡述。相信此書的問世對病人、家屬乃至專業的醫療人員均是一大福音。

　　「流淚撒種必歡呼收割」，相信在大家齊心努力下定能帶給病患更豐收的五穀新酒。

知己知彼，百戰百勝

陶德賢╱臺灣巴金森之友協會理事

　　民國 103 年底，我確診罹患巴金森氏症，從哭泣、怨懟、憤怒，到面對、接受、處理，更進而我獲得了成長、肯定、快樂，這都要感謝兩個團隊，那就是臺大醫院的神經內科醫療團隊和物理治療團隊。

　　由於神經內科吳瑞美教授醫術高超、視病如親，讓我毅然決然加入了志工行列，每週三下午值勤，我工作內容除了一般性的諮詢之外，最重要的是要配合「巴金森症暨動作障礙中心」的例行團體衛教，在診間邀請候診病患，來參加物理治療衛教講座。

　　物理治療衛教講座，是由臺大醫院物理治療學系的黃正雅助理教授，親自帶著研究生來示範教學。黃教授親切溫柔、笑容可掬，她指導的學生個個彬彬有禮、談吐得宜，每一次課前的準備工作都很到位。講

座結束，師生還非常有耐心的回答病友的各項問題，並且為病友量身訂做「個人化的運動」，讓每一個參加的病友都有不虛此行的感受。

物理治療衛教講座的內容，都是經過精心設計安排，完全是針對和解決巴金森氏症患者身上的痠痛、僵硬，教我們正確的運動方法；以及生活上的不便，教我們如何選擇輔具，如何改變居家安全設施等，對病友而言真是太重要了。所以上過課的病友，都變成了衛教課的固定班底，無形中也成了朋友，會彼此分享心得，相信他們臉上的笑容，是給物理治療團隊最棒的回饋。

我僥倖佔了天時、地利之便，增加了不少巴金森氏症的知識，學會了不少減緩痠痛的運動。不但能讓自己肢體更靈活、心情更愉快，碰到病友出狀況，我還能有模有樣地告訴他們該如何處理。

在診間宣導衛教講座時，經常碰到病患很想來聽課，卻苦於居家甚遠，要趕著回去而作罷。欣聞物理治療系教授們要出本《物理治療師教你：巴金森氏症病人的運動》，此舉勢必能嘉惠更多病友。所謂知己知彼，百戰百勝；選擇你需要的運動，更重要的是持之以恆，就能跟巴金森氏症和平共存！

讓物理治療師長期陪伴您

湯佩芳╱自序

　　臺大醫院的物理治療中心從 2008 年成立以來，就設立了「神經物理治療室」，開啟了全臺灣第一個在醫學中心，直接接受神經科醫師轉介的神經物理治療服務。

　　感謝臺大醫院神經部提供一個獨立寬敞的「神經物理治療室」診間，讓由該部醫師轉介的病友們能就近接受神經物理治療的服務，免去奔波看診之苦。也感謝該部醫師們，持續的轉介多種動作功能障礙的神經疾患病友到「神經物理治療室」，讓病友們能經由治療師詳細的評估與運動治療教導，克服各式各樣的動作功能障礙，進而提升生活品質。

　　在「神經物理治療室」中，以巴金森氏症的病友最多，巴金森氏症是一種神經退化性疾病，病友需要

長期的看診追蹤。因此病友們大多使用長期處方箋，三個月定期回到神經部找醫師看診，做檢查與領取藥物處方。為配合這樣的醫療模式，在「神經物理治療室」中，物理治療師也大多安排病友以每三個月回診一次的模式，持續長期的為病友做追蹤評估，並依每次的評估結果，給予病友新的運動治療處方。

最特別的是，在這個「神經物理治療室」裡，沒有各式各樣常見的複雜運動治療設施，也沒有短時間的密集訓練，運動的執行完全靠病友自主、規律的執行我們開的居家運動處方。

我們對居家運動處方非常重視，常將病友回家後要做的運動畫在處方箋中，並寫明執行的頻率、強度與注意事項等。

很讓我們欣慰的發現，是病友們靠著長期規律的回診與追蹤評估、規律的服藥、規律的依照適時適量之運動治療處方做居家運動等，大多可以成功的克服巴金森氏症帶來的動作功能困擾，與此病症和平共處一段很長的時間，並保有生活品質。這樣的發現使我

們更確信，對慢性退化性疾病而言，長期規律的物理治療回診與追蹤模式是可行而且有效的。

　　2015 年 11 月，一位孝順的女兒再度陪媽媽來「神經物理治療室」。看完診要離開前，那位女兒遞給我一個裝滿資料的厚紙袋，希望我有空時研究一下可行性。打開一看，發現她除了感謝我們對她母親的細心問診與運動教導以外，也分享了她陪母親在澳洲參加神經物理治療師開設的巴金森運動中心運動課程的經歷。她覺得獲益良多，所以很希望臺大的神經物理治療團隊能模仿澳洲的神經物理治療師，在臺灣開設巴金森運動中心，為病友設計一套完整的運動治療計畫。

　　這件事情我一直放在心上，也覺得這的確是我們可以努力的長期目標。經過與同仁及這位病友家屬多次的討論後，我們決定目前最可行的、而且可以嘉惠最多病友的方式，就是編著一本給巴金森氏症病友與其家屬看的中文居家運動相關書籍，讓病友們有足夠的資源可用，無論他們是住在何處或是在哪裡看診。

　　衷心感謝臺大物理治療學系，神經物理治療專科

的三位同仁們，他們非常支持我提出的構想，也覺得對病人及家屬有這樣的書很好。在百忙之中與升等壓力之下，他們還是慨然應允一起寫這本書。我們四位都有駐診在臺大醫院的物理治療中心「神經物理治療室」的多年經驗，也曾經或者正在從事有關巴金森氏症的相關研究。

我們從 2017 年初，開始討論此書的架構與內容，並設定章節內容將涵蓋運動指引、放鬆、伸展、有氧、肌力、床上運動、轉位、平衡、行走、輔具使用，與另類運動等，同時在各章中也會考量不同期別病友可做的運動。為求此書的完整性，我們也邀請臺大醫學院職能治療學系對巴金森氏症臨床治療經驗豐富的黃小玲老師、專攻臨床心理治療的余睿羚老師，與專攻語言治療的林育伃老師，撰寫有關手部功能、認知功能訓練與檢測，以及口腔與臉部運動的部分，期使本書能更完整的涵蓋各層面的居家運動。

也非常感謝臺大醫院「巴金森症暨動作障礙中心」的推手與主任——神經部吳瑞美教授。感謝她在百忙中為本書寫導讀，深入淺出的介紹巴金森氏症；更感

謝她無私的長期支持物理治療師參與跨專業的團隊服務與研究，讓物理治療師能在「巴金森症暨動作障礙中心」發揮所長，一起幫助病友提升動作功能與生活品質。臺大醫院「巴金森症暨動作障礙中心」對病友的多元服務不僅有口皆碑，也受到美國巴金森基金會的肯定！物理治療師們能參與其中，是莫大的光榮。

　　很榮幸此書的出版受到現任的臺灣動作障礙學會理事長——中國醫藥大學附設醫院神經部蔡崇豪主任的支持。非常感謝蔡主任在忙碌的臨床、教學、服務工作中，仍撥冗親自為此書寫序，讓我們非常感動，也給予我們很大的鼓勵。

　　謝謝臺大物理治療學系的大家長——曹昭懿教授與系主任。曹主任一直很鼓勵我們走出象牙塔，支持我們撰寫給民眾閱讀的物理治療相關書籍，讓物理治療的服務能推廣給所有需要它的人。感謝本系的前任系主任——鄭素芳教授。鄭教授擔任臺大醫院物理治療中心任內時，努力的推動物理治療與其他醫療領域的跨領域合作，為臺大醫院「神經物理治療室」與神經部的合作奠下很好的基礎。

臺大醫院的「神經物理治療室」成立已滿九年。這本書是我們九年來共同努力的一個小里程碑。謝謝大塊文化的劉鈴慧主編，沒有她的努力催稿，這本書可能會難產。也感謝小瓶仔的生動插畫，讓讀者可以很容易的了解書中介紹的動作。最後，我要代表作者群謝謝幫此書寫序的病友陶德賢女士、詳閱此書初版，並給我們很多寶貴建議的林先生，以及所有我們曾治療過的病友們。感謝您們，您們是我們最寶貴的臨床老師！

了解巴金森氏症
與之和平共處

黃正雅／自序

　　踏入巴金森氏症的領域，首要感謝的是臺大醫院神經部「巴金森症暨動作障礙中心」主任吳瑞美醫師。

　　一開始是向吳醫師請教研究問題，之後因緣巧合的加入了中心團隊，開始了每週一次的物理治療衛教演講與諮詢。除了擔任「巴金森症暨動作障礙中心」的物理治療師，我也與學系其他神經組老師，輪流在臺大醫院物理治療中心設於神經部的「神經物理治療室」駐診，評估轉介過來的神經疾病患者其動作障礙問題，並給予居家運動指導。

　　在「巴金森症暨動作障礙中心」與「神經物理治療室」服務時，經由病友們的提問與無私的分享，讓我對巴金森氏症有更進一步的了解，也讓我更希望能借重自己的專業知識來幫助病友與家屬。

　　常聽到病友訴說因為身體僵硬或站立時無法挺直身體而影響日常生活的活動，甚至有病友因為平衡能力較差，在轉換姿勢或行走時就跌倒了。而家屬們也常反映為了協助病友做出動作，但用力方式不對，結果自己都閃到腰或肩膀拉傷了。雖然在病友或家屬提出問題時，治療師們都會教一些適合該症狀的運動或活動，但往往病友會忘了曾經教過的動作，或是忘記動作的注意事項。

　　此外，由於每週演講的主題不同，病友有時無法來中心聽演講就漏了自己想聽的主題。所以病友們會開始詢問，是否有集結各類運動的書籍，可以讓他(她)們根據書本所載，自己在家裡做運動。雖然我覺得出本書的想法很不錯，但總因忙於太多的事情，而將此想法擱住了。

　　在一次討論中，湯佩芳老師提出寫書給巴金森氏症病友的構想，得到吳瑞美主任與曹昭懿主任很大的支持。因此，我們開始與陸哲駒老師、李亞芸老師進行討論，著重於巴金森氏症病友需要的運動項目與重要概念，隨著數次討論，本書架構也漸漸形成了。

　　本書的書名是《物理治療師教你：巴金森氏症病人的運動》，但巴金森氏症病友面臨的問題是多面向的。因此，書中除了物理治療師所專精的動作控制問題與運動，我們也邀請了臨床心理余睿羚老師、職能治療黃小玲老師與語言治療林育伃老師，期能借助各領域的專長，讓本書更加完整。

　　藉由本書的出版，希望可以讓病友與家屬們體會到運動對巴金森氏症病友並非遙不可及，且可感受到運動帶來的好處，養成規律運動的好習慣。也希望藉由合適的運動，可降低巴金森氏症引發之動作障礙對病友日常生活活動的影響程度。要提醒大家的是，當懷疑自己可能罹患巴金森氏症時，務必先看神經科醫師，確定是否為巴金森氏症或其他神經疾病。若確診後需配合醫師用藥，並找物理治療師評估動作相關問題，再使用本書所提供的居家運動幫助自己。

　　祝福各位病友，即使巴金森氏症在生命旅程上同行，仍可了解它、與之共處，在自己的人生道路上開出芬芳的花朵！

導讀

吳瑞美／臺灣大學醫學院神經科教授
臺大醫院巴金森症暨動作障礙中心主任
臺大醫院神經部主治醫師

慢速的鏡頭，抖動的人生

　　60 歲的陳先生，正盤算著幾年後退休的愜意人生，卻覺得右手總是怪怪的，指頭偶爾抖一下，右肩容易疲倦痠疼，寫字越寫越小，無法開展。逛街時常常被老婆催促，走快一點，腰背要挺直；參加宴會時，不知不覺得要藏起那隻越來越不安靜，抖動的右手。

　　他困惑著：「我是中風了嗎？還是五十肩？還是大腦長瘤？還是那個叫巴金什麼的病？」

什麼是巴金森氏症

　　19 世紀的倫敦，一位平常熱愛觀察人們行為與社會現象的開業醫師，他的名字叫詹姆士・巴金森醫師（James Parkinson）。巴金森醫師注意到他的病人或是街上人來人往的某些老先生，似乎有著共同的一種症狀：

走路時面無表情向前微傾，步伐小，行走速度緩慢，
雙手僵直地貼在身邊，指頭不停地抖動。遇到轉彎時
須先從原地小步伐地慢慢轉身子，待完全轉至行走方
向時才又繼續往前走。

巴金森氏症病友姿勢特徵

走路時面
無表情、向前
微傾、步伐
小、行走速度
緩慢、雙手僵
直地貼在身
邊、指頭不停
地抖動。

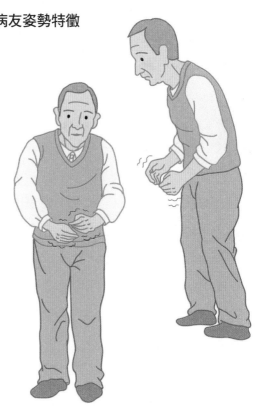

　　他覺得這是很值得記錄下來的一種老人疾病，因此在 1817 年發表了一篇文獻，命名為顫抖的無力症 (shaking paralysis)。隨著 20 世紀醫學的進展，科學家逐漸了解這種容易發生在老年人的疾病，原來是導因於大腦缺少了一種非常重要的原料，叫作「多巴胺」。多巴胺能夠驅動大腦的運動迴路，就好像汽車有了石油才能帶動引擎，啟動輪胎，車子往前跑。

　　多巴胺是我們中腦「黑質」神經核團裡的「多巴胺神經細胞」所產生，多巴胺神經會隨著年齡增長而逐漸減少，但巴金森氏症病友的多巴胺神經，卻減少得更為迅速。目前的研究發現，當多巴胺神經細胞減少大於 60% 時，就可能產生各種程度不等的肢體活動障礙。因此，巴金森氏症被界定為缺乏多巴胺的神經退化性疾病。

　　這種退化多發生在老年人身上，但絕非老年人專利，近年來，中年或壯年發病者亦時有所聞。創作膾炙人口民歌〈橄欖樹〉的音樂大師李泰祥，在 50 歲時發現得了巴金森氏症，但此病症並無法限制他對音樂熱愛的心。我們仍可在新聞畫面上看到，即使有著微微顫抖且僵硬的表情，李泰祥老師仍神采奕奕地宣示他的創作計畫。長年受巴金森氏症所困的他，除了肢體不便，仍然是才華洋溢的大師！如何以正確的方式來面對巴金森氏症，使疾病對生活的影響降到最低，對病友與家屬是極重要的！

巴金森氏症的診斷

　　醫生診斷疾病總是要望、聞、問、切。因此診斷巴金森氏症需要詳細觀察病人的行、住、坐、臥，其症狀多出現在肢體與行動的障礙。

　　典型的四大症狀

● 動作遲緩。

● 靜止型的顫抖，指肢體或下巴出現不自主的抖動，此抖動多半在肢體在放鬆、且沒做動作時才

會出現，但當做動作時抖動就消失了。

● 身體或四肢僵硬。

● 姿勢上的平衡或步態異常，如步伐變小、腳抬不高；患者常會抱怨因為身體僵硬，睡覺時翻身困難或是早上起床時不容易由躺姿到坐起。而平衡或步態異常也常是造成跌倒的重要因素。

除以上問題，患者多半還會出現姿態傴僂、彎腰駝背的樣子、表情僵硬，且行走時，手臂不會像一般人有自然的擺動，而是僵在身體的兩側。由於中樞性的持續性肌肉緊張，導致肌肉疼痛、或是身體無法伸直、手指活動也較為困難。然而這些常見症狀並非每一位患者都兼而有之，而是依病情不同而出現部分或全部的 症狀。

一般病情進展會從單側開始，例如出現單側手或腳，不自主的抖動加上肢體僵硬，動作變慢。這種情況逐漸影響到身體雙邊，接著身體平衡也開始受到影響；

再過幾年，變得容易跌倒，可能需要輔具，漸漸地在沒有他人幫助的情況下，只能臥床或是坐輪椅。

　　若觀察到家人出現上述提及的動作和問題，需盡早至醫院進行診斷以及早給予適當的治療、延緩退化速度。一般而言，病友若能好好地接受藥物與物理治療，保持運動的好習慣，維持 10-15 年以上的獨立自主生活，在目前醫療與健保發達的時代，應該是不難達到的。

　　除了依症狀判斷，醫生還可以借助腦部核子醫學的檢查，確認大腦多巴胺的含量確實有下降，且判斷下降程度是否與臨床運動功能異常吻合。這樣可以提高診斷正確率到 90% 以上。因此，目前巴金森氏症的診斷在有經驗的神經科醫師方面都沒有太大的問題。

巴金森氏症的治療

　　近年來，巴金森氏症的治療已邁入個人化，由於巴金森氏症的狀況因人而異，所以針對症狀和病程進

行個人化的階段性治療，是很重要的。目前已經有許多藥物可用於控制或改善巴金森氏症的症狀，如左多巴 (Levodopa)，便為臨床上最常使用的藥物。

　　巴金森氏症的症狀，起因於腦中多巴胺分泌的不足，因此以服用多巴胺類的藥物，使腦中多巴胺含量盡可能恢復到正常狀態，以獲得症狀的改善。除了以藥物控制，還可以透過外科手術改變大腦生理迴路的「深腦刺激術」。外科醫生將能夠導電的電極安裝在腦部的深層組織，通常是放在視丘下核（subthalamic nucleus）的地方進行電刺激，很像是心臟調節器一樣，用以調控大腦迴路的運作，輔助藥物治療的不足，改善整體的運動功能與生活品質。除此之外，還在試驗中的神經生長激素與幹細胞移植，也都提供了神經細胞再生的希望。

　　藥物治療與外科手術，雖然是大家很關心的事情，但是很多人卻忽略掉，除了上述所提之治療方式，臨床與研究上也發現：在醫師量身訂製的療程下配合適當的運動治療，許多患者的症狀都能獲得良好的控制和緩解。

藉由適當的運動介入，可以有效提升病友動作控制與姿勢平衡，使病友具有較佳的日常生活能力。據生物醫學的研究，運動也能增進生長激素的分泌與神經細胞突觸的再生。本書後續篇章，將針對病友不同的動作或認知功能，提出居家運動方式，促進病友的生活品質。希望大家共同努力，以樂觀而無畏的精神，展開抗病的人生！

第一章

隨病程進展，運動有方法

文／湯佩芳

就算開始服用巴金森氏症藥物切記配合運動處方做運動

　　65 歲的徐教授，最近剛屆齡退休。在大半輩子把光陰都投注在教學與研究之後，好不容易可以悠閒下來，在家種花蒔草、含飴弄孫，也規劃要與太太一起出國旅遊。

　　這天傍晚，就在自家院子裡修剪枯枝殘葉時，徐教授無意間發現沒在用力的左手，怎麼會顫抖個不停？他越是看著左手，左手從手臂到手指顫抖得更厲害。奇怪的是，他發現吃晚飯用左手端碗時，左手倒是很穩妥，一點都不抖。吃完飯，看電視時，左手的抖動又出現了。

　　手抖的問題，開始困擾著徐教授，他覺得身體可能出了什麼問題。過了幾週，他發現左手也開始出現較僵硬的狀況，不能隨心所欲的做快速動作了。他懷

疑自己是不是中風了？但他向來注意飲食、作息、養生，血壓、血脂與血糖都維持得很正常，並無所謂的三高，中風似乎不太可能。謹慎行事的他與太太、子女商量後，馬上掛了醫院神經內科的門診，希望能早日檢查出自己左手抖動與僵硬的原因。

　　經過神經內科醫師詳細的問診、神經學檢查，與腦部影像學檢查後，徐教授被診斷為第 1 期的巴金森氏症患者。徐教授知道了自己疾病的診斷後有點驚訝，對於自己為什麼會得到這退化性的神經疾病很是納悶，也很惶恐這病對他未來的生活與功能會有什麼影響。

　　神經內科醫師向徐教授解釋了可能的病因、病程後，用很肯定的口吻告訴徐教授：「由於你症狀目前還算輕微，日常生活功能還沒受到明顯影響，所以我暫時先不開藥給你，我們先約三個月後門診追蹤就好。但我會把你轉介給物理治療師。物理治療師會幫你做專業的動作功能評估，教你怎麼做運動，讓你藉由規律與合適的運動，來減緩功能上的退化。」

　　「還有──」醫師特別慎重叮囑：「未來就算要開始服用巴金森氏症藥物，也要配合治療師的運動處方

做運動，這樣你的動作功能與生活品質才會比較好。」從沒看過物理治療師診的徐教授，一時也不知道該怎麼回答，只能點點頭，就讓醫師預約了一週後的物理治療師診。

回到家，徐教授把醫師的話全告訴了老伴。徐太太開始擔心先生退休後的生活規劃會不會全被打亂，甚至於以後先生的照顧問題。兩人開始在網路上搜尋巴金森氏症的相關資料與資源。在閱讀過這些資料後，兩人互相討論了許多事，知道此病的退化是慢慢進行的，原本擔憂不安的心情有稍微平復一些。

徐太太打定主意，要陪著先生面對與克服疾病帶來的衝擊。但他們對於物理治療是什麼，以及物理治療師到底能如何幫助徐教授，仍是有些疑惑。臨到要看物理治療師門診的前一天，徐太太建議說：「我們何不把我們的問題一一條列出來，明天請教物理治療師呢？」徐教授也覺得這是好主意，坐到電腦桌前打起字來，一邊打字一邊感覺到左手有點僵，動作比右手慢一些，而且一停下來又抖起來，有點挫折感與力不從心。但意志堅定的徐教授，還是想藉機訓練自己，

因為他從搜尋到的資料中知道，肢體還是要常活動，否則退化會更快。

　　第二天物理治療師在看過病歷與檢查報告，問過詳細病史後，對徐教授說：「請問您覺得現在在生活功能上，有沒有很困擾您的一些問題？」

　　「其實大致還好，我原本能做的事我現在都還能做，只是左手在休息時會抖，而動作時又有點僵硬不靈活，比右手慢很多。另外，我還有一些問題想請教妳。我怕我一時沒記全，所以先打字在這張紙上。」邊說邊遞出了一張 A4 紙，上面條列了一些問題：

- 「物理治療」是什麼？
- 物理治療師能為巴金森氏症病患做什麼？
- 運動能減緩我的病情惡化嗎？或醫治好我這個病嗎？
- 我現在應該要做哪些運動較有效？
- 我做運動與一般健康人做運動的原則一樣嗎？有沒有要特別注意的地方？
- 當我的病變得更嚴重時，我能做的運動會不會越來越少？那時該怎麼辦呢？

「物理治療」是什麼

物理治療是幫助個人或族群在一生中發展、維持，或恢復其最大動作與功能的專業；而物理治療師則是動作問題、運動功能的專家。

物理治療師在看過徐教授列出的問題之後，微笑著對他說：「徐教授，您現在的手抖與動作慢是巴金森氏症很常見的問題之一。但看起來還不是很嚴重，所以醫師先不開藥給您。您真細心，列出這一系列的問題！我來一一向您解釋，並回答您的問題。首先，我來解釋我們這個專業。」

「物理治療」專業是幫助個人或族群，在其一生中發展、維持，或恢復其最大動作與功能的專業。所以這專業的服務涵蓋健康促進、預防損傷與失能、提供治療與介入，與改善人對環境資源可取得的程度，以促進社會角色的參與等。當人因疾病、受傷，或老

化等因素，造成動作或功能受損時，物理治療是能幫忙提供病友發展、維持，或恢復最大動作能力，和最大生活功能的醫療專業。

　　由於物理治療可幫助很多種不同疾病的病患，所以物理治療師們也像醫師們一樣，有人專精於神經疾病物理治療、有人專精於肌肉骨骼疾病物理治療、小兒疾病物理治療、心肺循環疾病物理治療、老人及慢性退化性疾病物理治療、燒燙傷物理治療、腫瘤疾病物理治療等等，但不限於這些領域。而最了解怎樣治療巴金森氏症的物理治療師通常是專精於神經疾病或老人退化性疾病的治療師。

　　物理治療主要是藉著自然界中的物理因子（聲、光、水、冷、熱、電、力等），運用人體解剖學、生理學、病理學等原理，採用運動治療、徒手治療、儀器治療等方式，針對人體局部或全身性的功能障礙或病變，給予病患適當的「非侵入性」、「非藥物性」治療，來處理病患身體的不適、功能障礙和病痛，使病患盡可能地恢復其原有的生理功能。所以，物理治療師是不開藥給病患的。

對於巴金森氏症的病友而言，通常最重要的物理治療
介入是運動治療。因為病友會有僵硬、抖動、動作慢、平
衡與行走困難等現象，需要靠適度與規律的運動治療來增
強動作能力，以克服這些困難。物理治療師在評估過病友
的肌力、肌肉張力、關節活動度、靜態與動態姿勢控制與
平衡能力、行動能力如翻身、坐起、站起與坐下、走路與
轉彎等功能之後，會為每位病友設計量身訂做的個人化運
動處方箋，也會教病友怎麼做這些運動才正確。

運動與物理治療對巴金森氏症患者的重要性

- 增強肌力、肌耐力與心肺耐力。
- 增加關節活動度。
- 提升起動與動作轉換能力。
- 調整姿勢。
- 提升走路能力、穩定性與安全性。
- 降低跌倒風險。
- 提升整體動作功能與生活獨立能力。
- 減緩功能退化。

客製化的運動治療處方

　　物理治療師是如何幫病友設計量身訂做的客製化運動處方箋呢？一般的原則是，物理治療師會依據病友的巴金森氏症 Hoehn and Yahr（宏恩亞爾）分期與臨床評估的結果，來為病友制訂客製化的運動治療處方。因為隨著病程的進展，病友會出現不同的臨床症狀與動作問題，所以針對不同期的巴金森氏症病友，運動治療的目標與處方內容會有所不同。此外，物理治療師還會考慮病友的其他病史，所以即使是巴金森氏症分期為同一期的甲乙兩位病友，他們的運動治療處方也不一定完全相同，因為適合甲病友做的運動未必適合乙病友，反之亦然。

　　徐教授聽後放心不少：「太好了，我這人最不喜歡吃藥，我以前一直也很少看醫生。以後我會好好的做

妳教我的運動，這樣是不是就可能醫治好這個病？讓
我變好而且不必吃藥了呢？雖然我已經在網路上查尋
了些相關資料，我還是不死心的想問問看。」

　　物理治療師了解到徐教授仍有些不切實際的期待，
但還是必須誠實的告訴他醫學上目前的現況：「的確，
已經有許多醫學報告顯示，規律與適當的運動可減緩
巴金森氏症病友功能上的退步，與減慢病友增加用藥
劑量或服藥頻率的速度。但是因為這個病是退化性的
神經疾病，跟失智症一樣，目前無論是用藥物還是靠
運動，都是無法治癒的，只能減緩其退化速度。」

　　當巴金森氏症的症狀，開始明顯影響到病友的日常
生活時，醫師會開始開藥給病友。病患也會發現服藥大
約 30 分鐘 -90 分鐘後，動作明顯改善，而短效藥物的
藥效大約維持 4-5 個小時左右，到後期可能藥效更短；
藥效停止之後症狀又會出現。到那時，即使已服用藥物
來改善症狀，病友還是要規律運動，因為規律運動加上

規律服藥，才能較有效的延緩退化，讓患者維持較好的
動作功能與生活品質，比只靠藥物或只靠運動都好。

巴金森症氏症患者常見的動作問題

- 動作徐緩與動作不能：起動困難、動作轉換與動
  作交替困難、動作幅度小、「凍結」狀態。
- 肌肉僵直、疼痛、易疲勞、屈曲體態。
- 肢體震顫、姿勢性震顫。
- 吞嚥與說話困難。
- 平衡障礙：準備與反應皆不足。
- 行走障礙：小碎步曳步向前衝。
- 跌倒高風險。

巴金森氏症分期症狀與運動治療處方

下面這張分期表，可以了解在不同分期的不同需
要：

第 1-1.5 期

病友要做「預防性運動」，目標是促進體適能，預防與延緩退化的開始。

分期與症狀	運動治療處方重點
第 1 期： 身體單側症狀。	● 養成規律運動習慣。 ● 避免不活動與害怕跌倒等。 ● **預防性運動：** **促進體適能** **（肌力、心肺耐力、柔軟度）。**
第 1.5 期： 身體單側與軀幹症狀。	

第 2-2.5 期

身體兩側的肢體與軀幹都會開始動作變慢或僵硬，會加入「矯正性運動」，就是轉位的教導，包含床上翻身、坐起、站起、坐下等；及姿勢、平衡、步態、手臂伸取與手掌抓握等動作的加強訓練等；而這時期後的病友也大部分已開始服藥。

分期與症狀	運動治療處方重點
第 **2** 期： 身體兩側症狀、平衡未受影響。	● 養成規律運動習慣。 ● 避免不活動與害怕跌倒等。 ● **預防性運動：** 　**維持或促進體適能（肌力、心肺耐力、柔軟度）。**
第 **2.5** 期： 身體兩側症狀、身體被後拉後仍能回復平衡。	● **矯正性運動：** 　**轉位（床上翻身、坐起、站起、坐下等）、姿勢（軀幹的直立）、平衡、步態、手臂伸取與手掌抓握等的加強訓練。**

第 3 期

病友的平衡感開始受影響，常會覺得一不注意，就要跌倒，所以這時會更強調各種平衡運動的練習，避免跌倒。而這運動，會包含坐姿與站姿下的平衡運動，以及動作中的動態平衡。

第 4 期

到了第 4 期，病友可能開始出現失能的狀態，我們會開始加入「代償性運動」。

代償性運動是指採用較簡單省力的方式、用輔具、由他人協助，或用其他心智策略的方式來完成動作與運動。重點在於即使病友不能完全獨立自主執行所有

動作，病友仍有參與運動與日常生活功能性活動的機會；執行時也會更注意運動時的安全與平衡性問題，避免跌倒或太疲倦。

　　為因應病友會開始出現的失能狀態，我們會開始加強照顧者教育，指導家人或照顧者，如何正確且較省力的協助病友做運動或完成日常生活的活動，讓病友覺得日常生活的參與仍是很有意義。

巴金森氏症的分期與症狀	運動治療處方重點
第3期： 平衡受影響，但仍能獨立生活。	● 繼續規律運動以減緩肌力、耐力的退步與關節僵化。 ● 避免不活動與害怕跌倒。 ● **代償性運動：** **採用較簡單省力、用輔具、由他人協助，或用其他心智策略的方式來完成動作與運動訓練；會更注意患者運動時的安全與平衡，避免跌倒或太疲倦。**
第4期： 能不扶持下站立與走路，但出現其他嚴重症狀與嚴重失能。	● **照顧者教育：** **家人或照顧者開始學習如何協助患者做運動或完成日常生活活動。**

第 5 期

　　因為病友失能得更嚴重，常需使用輪椅代步，甚至會長久臥床。除了繼續強調代償性運動與照顧者教育以外，還要特別加強「口腔動作」與「吞嚥功能訓練」及「口腔清潔」，還有「呼吸肌功能訓練」，每兩小時翻身或移位以避免褥瘡等。不過，這通常是被診斷為巴金森氏症十多年後的狀況。

巴金森氏症的分期與症狀	運動治療處方重點
第 5 期： 需使用輪椅、長久臥床。	● 繼續強調代償性運動。 ● 繼續強調照顧者教育。 ● 口腔動作與吞嚥功能的訓練及口腔清潔。 ● 呼吸肌功能的訓練。 ● 每兩小時翻身或移位以避免褥瘡。 ● 全身性的被動或被動加一點主動運動，避免關節攣縮變形。

第一期的預防性運動

適合巴金森症氏症第 1 期做的「預防性運動」，強調的是預防退化的運動。

預防退化的運動，重點在增進肌肉與關節柔軟度、提升心肺耐力、肌力與肌耐力。在這一期，病友能做的運動與一般人並沒有太大的差異，運動內容最好要涵蓋拉筋伸展、有氧、肌力與肌耐力。

病友可以依自己的喜好，選擇不同形式的有氧與肌力(或稱阻力)運動，也可以參加同時涵蓋拉筋伸展、有氧、肌力與肌耐力訓練的綜合性運動。

有氧運動

像是健走、慢跑、游泳、騎腳踏車、打球等都合適，可提升心肺耐力。

阻力運動

像是舉啞鈴、用彈力帶或彈力繩，可以鍛鍊肌力與肌耐力。

綜合性運動

譬如太極拳、舞蹈等可提升心肺耐力、促進動作功能，與提升生活品質。

肌肉與關節柔軟度訓練

這對巴金森氏症患者極為重要！

肌肉僵硬是常見的症狀之一，若不常拉筋，很容易就關節攣縮與變形，讓動作、轉位、平衡與行走都更困難。

一般會建議病友一天至少做 2-3 回合全身性伸展或

關節活動運動，在每回合中每個關節活動動作要做 **10** 下
左右，伸展拉筋則一個動作一下要維持 **20-30** 秒較佳。

有氧運動的劑量與強度

　　與世界衛生組織給一般人的建議一樣，建議病友
每週至少累積 150 分鐘的中度有氧運動。

　　中度有氧運動，大約是呼吸會變喘、會微微流汗的
程度。實際的有氧運動強度，物理治療師會依病友的年
齡與休息時心跳做建議。若病友有些其他系統性的慢性
病像糖尿病、心血管疾病、肝腎功能疾病等，物理治療
師都會在做運動強度建議時一併考量。

　　由於巴金森氏症的症狀每天都會出現，不建議病
友一次做太長時間的有氧運動，讓自己很累，以至於
做完一回合有氧運動要休息好幾天。建議以每天至少

30 分鐘、一週至少做 5 天的有氧運動為標準。若體能
較佳，則可增加頻率、時間或強度。

肌力訓練的劑量

與世界衛生組織給一般人的建議一樣，每週至少
兩次的肌力訓練。訓練的肌群應包含肩胛、手臂、手
掌與手指、胸部、腹部、上背、下背、髖部、大小腿、
足部等區域的大小肌肉群。

對巴金森氏症病友來說，身體軀幹容易越來越駝
背或歪斜、臉部表情會越來越僵硬、口舌與吞嚥動作
會越來越困難。因此物理治療師會在早期就先教軀幹
大肌肉肌群、核心肌群肌力的訓練，也會教導臉部口
舌與吞嚥動作、呼吸肌肌力的訓練，讓病友在這些方
面的困難延緩發生。

在第一期，病友常因為單側的手或腳的抖動，而習
慣性的避免使用那隻手或腳。這樣反而加速那隻手或腳

的退化，使它們更無力。其實，若對會抖的肢體也做適
當的肌力訓練，反而有助於減緩其退化。

體力較佳第一期病友可做的肌力訓練

　　由於病友容易有駝背的姿勢與背肌變弱的問題，
所以在初期就會強調軀幹肌力之強化。但年長者、曾
做脊椎手術者，或有頸部或腰背部疼痛者，須先請物
理治療師評估後再確定是否可做下列運動。

◎躺姿下抬臀抬腳運動，可強化背臀肌與核心肌群。

　　先將雙腳打開與肩同寬，膝關節彎曲至約 90 度，雙手輕放身體兩側。吐氣、腹部與臀部同時用力，並抬臀至一個高度，使頭部、臀部與膝可連成一直線。

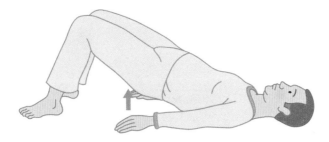

　　將其中一腳抬離床面或地面約 5-10 公分，維持臀部高度約 3-5 秒。一天 2-3 回合，可分早午晚各做一回合，每回合則做此動作 10-15 下。注意用力時要吐氣，不要憋氣。

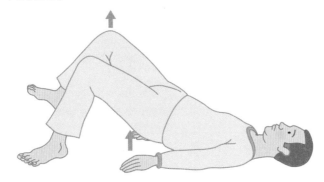

◎ 趴跪姿，抬手腳的肌力運動，可強化背肌、核
　　心肌群及手臂與大腿伸肌肌力。

　　兩手掌與兩膝著地；同時抬起左手與右腳，維持
5-10 秒，再換成右手、左腳抬起。

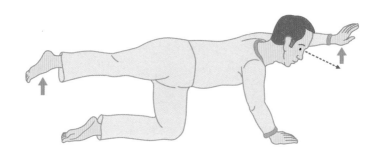

🔊 無法同時抬手腳者可先抬手，維持 5-10 秒之後，
　　再換成抬腳。此運動可一天做 2-3 回合，可分早、
　　午、晚各做一回合，每回合做 10-15 下。注意用力
　　時要吐氣，不要憋氣。

◎ **俯臥弓背運動，強化頸、背與臀肌肌力。**

趴姿，兩手先向前伸，手雙腳同時向上抬約 10-15 公分，維持 5-10 秒，一天 2-3 回合，一回合 10-15 下。注意用力時要吐氣，不要憋氣。

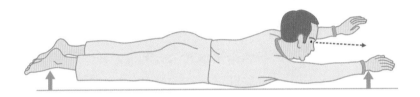

越不動，就會退化得越快

對第一期的巴金森氏症病友而言，很容易因為身體開始出現異狀、害怕跌倒、害怕別人的異樣眼光，就不喜歡外出運動，或因挫折感而不想運動；這是一定要努力去克服的心理狀態。家人若能多給病友鼓勵，或者陪著病友一起養成運動習慣，也會對病友很有幫助。

開始用藥後，要注意運動一定要配合用藥的時間。
因為在藥效開始後的時段做運動，比較能達到訓練的強
度，且不容易受傷，事半功倍而有成就感。

　　若到了更後期，會有隨著藥效起伏的「開關現象」；
就是藥效開始時行動方便，藥效結束則僵硬難動。這時
更要注意每次運動的時間。免得因為出去運動或活動過
久，而在回家的路上，由於藥效結束了，發生很難行動
或跌倒的狀況。

第二章
身心放輕鬆，手腳減抖動

文／湯佩芳

手腳抖動
來自疾病本身與緊張

　　徐教授在看完第一次的物理治療師診後，很認真的每天做三回合的全身性伸展運動，並與太太每天早上與傍晚都到附近的小學操場健走約 40 分鐘到一小時；也每週撥出 2-3 天時間，用彈力帶做肌力訓練。漸漸的，原本不太運動的他，反而覺得自己體力與精神比退休前好，才深深體會到運動的好處。心想：「早知如此，年輕時就該養成規律運動的好習慣！」

　　徐教授三個月後來回診，治療師習慣性的，在病人一進診間時，就很快仔細的觀察病人的表情、氣色、姿勢、動作等。治療師笑著對徐教授說：「早哇！您看起來氣色不錯、很有精神喔，過去三個月，您一定有照著運動處方，規律做運動是嗎？」

　　徐教授與太太兩人異口同聲的回答：「是啊！」徐

太太接著說：「妳很用心開的處方，我們當然要照著做
囉，我看他現在的體力反而比退休前好呢，真要謝謝
妳！」治療師很高興徐教授夫婦這麼配合地做居家運
動，因為病人對居家運動處方的遵從與配合度，是物
理治療會不會有效的很關鍵因素之一。

　　只要病人有動機做運動，又用正確的方式做，運動
頻率與強度足夠，維持甚至提升動作功能與生活品質的
目標就能達到。

　　徐教授看著太太笑說：「其實我太太功勞不小，早
上與傍晚都陪我出去健走，要不是她的堅持，有時候
我還真會想偷懶一下。」
　　「兩人一起運動，既有伴又可以互相鼓勵，通常
也比較能持久。徐太太真是用心！」治療師幫徐教授測
完肌力、肌肉張力、關節活動度、靜態與動態姿勢控
制與平衡能力、行動能力後，說：「徐教授，您各方面

都有一些進步，這應該是因為規律運動的結果，希望
您能照著上次給的運動處方，繼續努力喔！不過，我
看您的左手好像抖得比上次來的時候稍微嚴重了一點，
左腳休息時也有些抖動現象，這是上次來的時候沒有
的現象。請問這些抖動有沒有影響到您的日常生活
呢？」

　　「是啊，我也正想請教妳這個問題。上週看神經
內科醫師診的時候，已經跟醫師說過了，醫師也開藥
給我了，這幾天開始吃藥後有稍微改善一點。但只要
一緊張或是較累時，抖動的症狀就比較明顯一點。這
讓我在公共場所的時候更緊張，擔心別人會對我抱以
異樣的眼光。可偏偏越擔心，就抖得越嚴重，好像是
惡性循環。」

　　「的確是有些運動可以幫忙克服這些手腳不自主
的抖動或震顫的現象，這些運動叫放鬆運動。這名字
可能聽起來有點奇怪，其實它是指靠運動來達到放鬆
的目的。」治療師建議：「當您覺得緊張或手腳抖動得
厲害時，可以做這些運動。平時有空時也可以多練習
這些運動，熟能生巧，這樣你就可以較容易把自己維

持在比較不緊張的狀態了，不緊張的話抖動也可以減少。放鬆運動可適用於各期的巴金森氏症病友，甚至一般人覺得容易緊張時也可以做，是很好的運動呢！」

常用的三種放鬆運動

「深呼吸運動」是最基本的放鬆運動；其次是「漸進式肌肉放鬆法」，是深呼吸運動配合肌肉收縮與放鬆的方法；再來是「引導式冥想放鬆法」，這是深呼吸運動配合冥想的運動方法。

深呼吸運動

深呼吸運動又被稱為「腹式呼吸」或「橫膈膜呼吸運動」。一天可做 3-4 回合，一回合可做 5-10 分鐘，一分鐘可做 6-10 下左右的深呼吸；也可以想讓自己放鬆時就做。

以坐姿深呼吸為例，坐在有靠背、扶手的椅子上，將腰部完全貼到椅背、或是躺在床上或瑜伽墊上。把一手放在肚臍下方的位置，去感受吸呼時肚子的起伏；

另一手放在胸前，去感受吸呼時胸部的起伏。因為要把氣吸到較深的部位，做得對的話，理論上放胸前的手應沒有起伏的感覺，只有放在肚子上的手會隨著吸氣吐氣而起伏。

鼻子深吸一口氣，吸到肚子鼓起，停約 3-5 秒鐘，此時放肚子上的手應會感受到肚子鼓起來，放胸前的手應沒有凸起的感覺。接著再把氣深深的從嘴巴吐出來，約 3-5 秒鐘或更長的時間，此時放在肚子上的手應會感受到肚子凹下去。吐氣時可以想像把全身的重量都沉到椅子上、床上，或墊子上，會幫自己完全放鬆。

◎ 坐姿的深呼吸運動

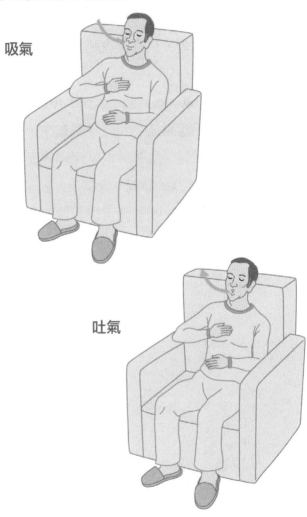

吸氣

吐氣

◎ 躺姿的深呼吸運動

吸氣

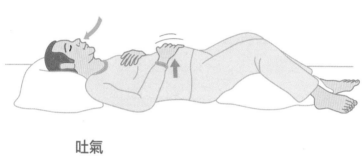

吐氣

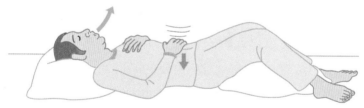

漸進式肌肉放鬆法

是深呼吸運動配合肌肉收縮與放鬆的方法，利用
肌肉生物力學的原理：當肌肉做完最大的收縮後，通
常也可以得到最大的放鬆，而當肌肉放鬆時，整個人

就較容易放鬆下來。

　　做的方式與深呼吸運動很像，但在吸氣時會加上身體不同部位肌肉的用力，維持約 5 秒，吐氣時則靠意識去完全放鬆剛剛用力的肌肉，吐氣完後繼續深呼吸，停留在肌肉放鬆狀態約 30 秒左右，讓肢體好像是重重的沉到椅子上、床上，或墊子上。

　　肌肉收縮的順序可以是從頭臉部肌肉開始，慢慢向下移至頸部、肩膀、上臂、前臂、手掌／手指、胸部、腹部、上背部、腰臀部、大腿、小腿、腳踝、腳趾；或者從腳趾開始，慢慢往上移至頭臉部，也可以。這運動也是可以在躺姿或坐姿下做，手腳的運動可左右分開做或一起做。因為需要的時間可能較久，一天可做 1-2 回合，或想幫自己放鬆時就做。

躺姿下的漸進式肌肉放鬆法

先兩手兩腳張開略呈大字狀的躺在床上或墊子上，再依序的收縮以下部位的肌肉，並配合深呼吸。

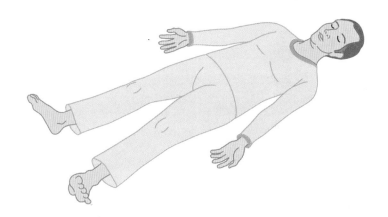

肌肉收縮時可以做出關節動作，也可以只有肌肉收縮緊繃，但沒有明顯關節動作。一般在躺姿下做胸部、腹部、上背部、腰臀部、大腿肌肉的收縮時比較不會做出動作，以免動作大，反而不易馬上放鬆。

可以從臉部開始肌肉用力收縮，例如先擠眉弄眼、再完全放鬆臉部肌肉；接著聳肩用力、再完全放鬆肩膀；循序漸進的下移至其他部位做肌肉的收縮與放鬆。

坐姿下的漸進式肌肉放鬆

◎ 臉部肌肉的收縮與放鬆

吐氣時縮下巴、擠眉弄眼，用力 5 秒後，完全放鬆。

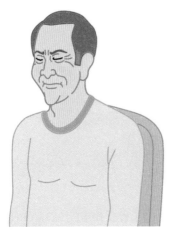

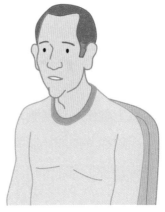

◎ 頸背部的收縮與放鬆

吐氣時頸背用力後頂 5 秒後，完全放鬆。

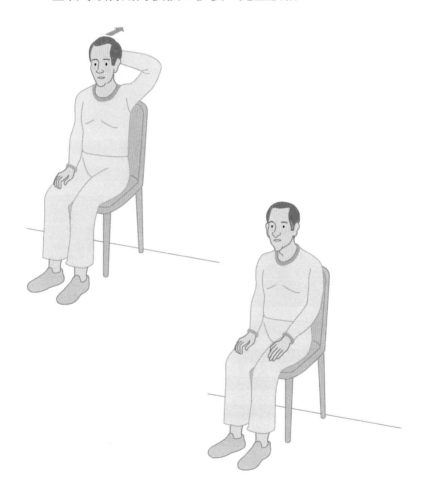

◎ 手部肌肉收縮與放鬆

吐氣時抬手用力握拳收縮 5 秒，再放鬆放下。

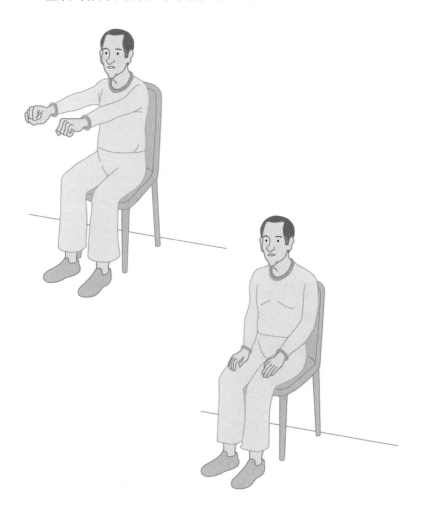

◎ 腿部肌肉收縮與放鬆

吐氣時抬小腿用力直膝 5 秒，再放鬆放下。

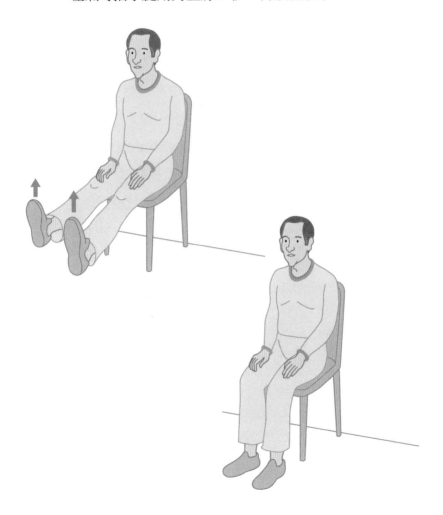

引導式冥想放鬆法

　　這是深呼吸運動配合冥想的方法，就是在做深呼吸運動的同時，也想像自己是在一個很令人放鬆、快樂、寧靜的安全環境裡，譬如高山、森林、草原或海邊，因人而異。想像在那個環境裡，聽到讓自己愉悅的聲音或看到讓自己愉悅的景物，那樣的愉悅感可以幫助病友放鬆。也可以同時播放音樂或景物來幫自己做這些身歷其境的想像。通常做這種想像一次約要 15 分鐘左右。一天可做一兩回合，或想放鬆時就做。

第三章

伸展運動改善僵硬與姿勢不良

文／黃正雅

僵硬與姿勢不良
是病友容易出現的症狀

今天是個難得的好天氣，治療室也熱鬧起來，病友與家屬們正等著聽衛教演講，剛被確診為巴金森氏症第 1 期的鋼琴老師陳阿姨，看到林奶奶走進治療室，很開心的站起來與林奶奶打招呼。

「林奶奶，您今天比較晚到喔。快來這邊坐，我幫您留個位置呢！」

林奶奶坐定後，陳阿姨看林奶奶精神不佳，不如之前神采奕奕的樣子，忙問：「林奶奶，您是怎麼啦，精神那麼差，是昨天沒睡好嗎？」

林奶奶打著哈欠：「最近常覺得身體非常僵硬，睡覺時翻身變困難了，腰痠背痛的狀況也明顯了。比較麻煩的是有時早上起床急著要去上廁所，但身體太僵硬所以不容易從床上起來。今天早上甚至來不及上廁

所，尿在褲子上，因此又折騰了好久，才有辦法出門。唉，差點來不及來聽衛教演講。」

陪林奶奶一同來的女兒在旁說：「媽媽妳走路姿勢都彎腰駝背，這樣怎麼可能不腰痠背痛呢？」

「巴金森氏症也會造成身體僵硬啊？我以為只有手部會比較僵硬耶，最近寫字時發現字比以前寫得小了，尤其在彈琴時，覺得因為右手僵硬，所以拍子常跟不上，真擔心之後無法彈琴了。」陳阿姨很擔心，忍不住問林奶奶：「您現在是第幾期啦？」

「上禮拜回診，醫師說是第3期囉！前幾年，剛發病時，我也是發現左腳有些僵硬、不靈活，直到最近才出現身體僵硬情況。不然待會上完課後，我們一起問問物理治療師，可以做什麼運動來改善我們的僵硬狀況吧！」

物理治療師向大家解釋：「僵硬與姿勢不良，是巴金森氏症容易出現的症狀；例如睡覺時想翻身，卻覺得身體很僵硬、翻不過去而影響睡眠，或是站的時候出現彎腰駝背、身體側彎的姿勢。這些都是巴金森氏症病友常見的症狀。」治療師評估林奶奶的情況發現除

身體與雙側上下肢皆出現僵硬症狀外，在站立時姿勢也出現駝背與身體輕度向左側彎情況；而陳阿姨較明顯的症狀則是手部較僵硬、動作幅度較小。

治療師打算要教導陳阿姨與林奶奶上下肢與軀體的伸展動作，以減緩肢體與軀幹僵硬、減輕因姿勢所不佳引起的腰痠背痛症狀。陳阿姨趕緊拿出筆記，準備記錄伸展運動重點，但林奶奶一邊捶著腰、面露難色的說：「唉，既然僵硬與彎腰駝背，皆是巴金森氏症會引發的症狀，是不是不管做什麼都沒有用了呢？而且我已經老了，也沒有辦法自己做伸展運動啦，感覺太危險了。」

「奶奶別太擔心，雖然僵硬與身體姿勢不良，如彎腰駝背、身體側彎都是巴金森氏症常見的症狀，但是只要每天做適量的伸展運動，症狀是可以緩解的，也會降低它們影響日常生活的程度。」治療師幫忙打氣：「伸展運動可以在不同的姿勢下進行，我會教您適合您的伸展運動，讓您在安全情況下執行的。」看陳阿姨與女兒在一旁跟著鼓勵與加油，林奶奶點頭答應會好好回家做運動，看成效如何再來與大家分享。

伸展運動的重點在做動作時速度要慢，且在移動到自己的最大角度時作停留，切勿快速牽拉肌肉以免造成肌肉受傷。原則上伸展運動每次停留時間最佳為 20-30 秒，若做不到 20-30 秒，須至少維持 10 秒。每項動作以重複 10 下為一回合，每天可分段完成 3 回合運動。因伸展運動一般不須耗費太多體力，因此每天都可執行。

　　若依照上述運動強度會感覺肌肉過於疲累、或有疼痛情況，可適當降低重複次數，譬如改為 6-7 下，為一回合、或降低回合數。請病友需依自身體力、是否有其他慢性病、是否是第一次做該項運動的調整。若降低運動強度後，仍有疲憊與疼痛感，務必諮詢物理治療師，以訂定適合您個人的伸展運動。

　　由於巴金森氏症病友僵硬問題，通常以軀幹的影響最為顯著，因此本章節會特別著重軀幹伸展運動。接下來的伸展動作，將依照軀幹、上肢、下肢的順序進行介紹。

動動身體好靈活

　　巴金森氏症病友容易出現頭部向前的不良姿勢，
微收下巴運動有助於使頭頸部處在較正確的相對位置。

微收下巴運動

　　坐在穩定、無輪子
的椅子上，視線平視正
前方自己的手指，盡力
維持上半身挺直。

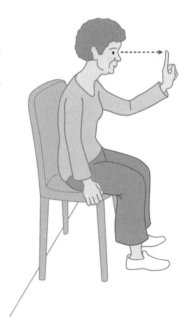

配合吐氣微收下巴，使頭部與手指的距離拉遠，過程中視線保持平視正前方手指，收縮 3-5 秒再輕輕放鬆，將下巴放回自然位置。

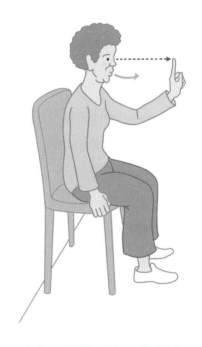

🔊 1-4 期的病友皆可執行；若在伸展過程中，發現有頭暈或任何不適狀況，請停止動作，並詢問物理治療師。

頸部側邊肌肉伸展

坐於穩定、無輪子的椅子上，維持上半身挺直。

當要伸展頸部左側肌肉時，左手扣住椅子邊緣，

右手繞過頭部，將
手掌蓋於頭部左
側。右手將頭慢慢
且輕輕地帶往右邊
肩膀，左側頸部感
到輕微緊繃時，停
留 20-30 秒；回到原
始位置，再換邊伸
展頸部右側肌肉。

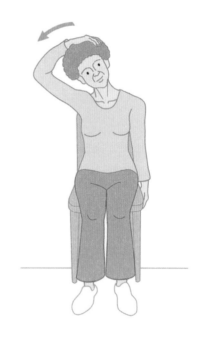

🔊 1-4 期病友可執行，過程中注意下巴保持微收，視線
平視正前方，頸部不要旋轉，避免過度拉扯肌肉。

頸部旋轉肌肉伸展

坐於穩定、無輪子的椅子上，維持上半身挺直，雙手自然垂下，握於椅面兩側。頸部向右側慢慢旋轉至最大角度，停留20-30 秒；回到原始位置，再旋轉至左側。

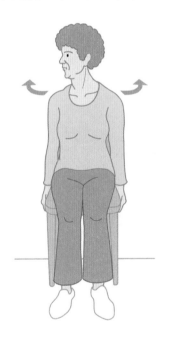

🔊 1-4 期的病友皆可執行。旋轉過程中注意下巴保持微收，避免過度拉扯肌肉。如有頭暈現象，請停止此運動，並告知您的物理治療師。

頸部屈肌伸展

坐於穩定、無輪子的椅子上，維持上半身挺直，雙手環繞頸部後方，頭部慢慢向後仰，停留 20-30 秒，回到原始位置。

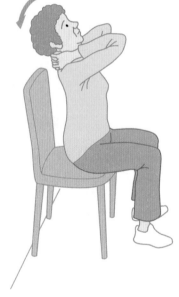

🔊 1-4 期的病友皆可執行。仰頭過程中注意速度放慢，一開始可先做小角度動作，若無不適狀況(如：頭暈)再漸漸增大角度。如有頭暈現象，請停止此運動，並告知您的物理治療師。

上半身軀幹旋轉伸展

維持上半身挺直坐椅子上，雙手向前平舉，維持肩寬距離。配合吐氣，同時將雙手與身體旋轉至右方的最大角度，停留 20-30 秒；回正再轉至左邊。

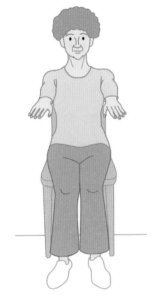

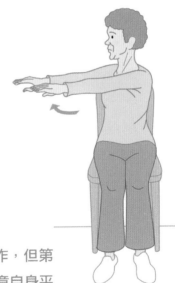

1-4 期病友可執行此動作，但第 4 期病友在旋轉時請注意自身平衡，若坐姿平衡較差的病友可選用有扶手的椅子較為安全。

下半身軀幹旋轉伸展

　　平躺於床上，雙腳膝蓋緩慢向左右兩側來回轉動，轉至最大角度時停留約 20-30 秒，動作時應會感覺背部與腰部有微微伸展感。

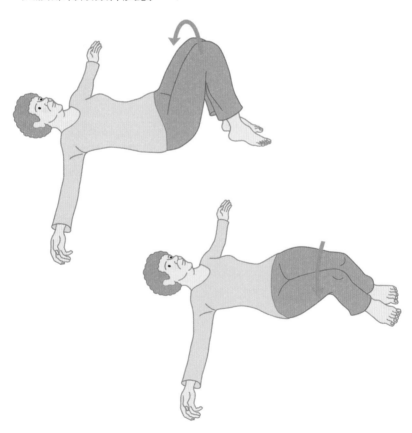

🔊 可利用此動作減緩早上起床時的身體僵硬，第 1-4
　期的病友都可執行此動作。第 5 期病友可由家屬協
　助轉動膝蓋，帶動身體旋轉。

🔊 若半年內有接受腰椎手術的病友請先不要做此運
　動。若動作過程中有下背部疼痛，請停止動作，並
　詢問物理治療師。

全身伸展

　於躺姿下，將雙手向頭部方向抬起，使小拇指互
相碰觸。雙腿大腿微微內轉，使雙腳大拇趾互相碰
觸。感覺全身前側輕微緊繃，停留 20-30 秒。此動作
1-5 期的病友都可執行，唯第 5 期的病友可能須由照顧
者協助舉起雙手。

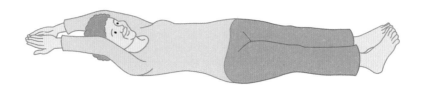

站姿抬頭挺胸運動

此運動適合平衡較佳的第 1-2.5 期病友。

雙腳與肩同寬，靠牆站立，腳後跟離牆面 3-5 公分，背部與後腦杓盡量貼住牆面。雙手拿雨傘或毛巾向頭頂方向伸舉，舉到自己的最高角度、以可輕觸牆面最佳。停留 20-30 秒，慢慢將雙手放下。

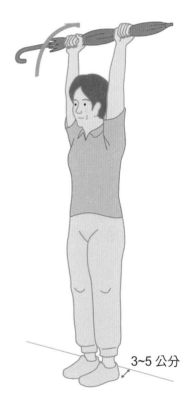

3~5 公分

🔊 站姿平衡較差的第 3-4 期病友，請利用接下來的「坐姿抬頭挺胸運動」進行運動，以免有跌倒風險。動作過程中請注意兩手維持相同高度。

坐姿抬頭挺胸運動

　　選擇穩定椅子，將椅子靠在牆面，於坐姿下盡量將身體背部貼平椅背、上半身挺直。雙手拿雨傘或木棍，向頭頂方向伸舉，舉到自己的最高角度（以可輕觸牆面最佳），停留 20-30 秒。再慢慢將雙手放下。

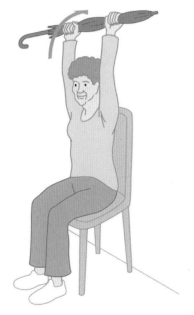

　　若有坐姿平衡不佳的第 4 期病友做此動作時，可選擇有扶手的椅子較為安全。

軀幹側彎伸展

　　站姿（雙腳與肩同寬）或坐姿下，維持身體挺直。要伸展左側軀幹時，將右手放置於腰際，左手盡力向右側延展且同時身體向右側彎曲，當身體左側肌肉出現輕微緊繃感時，停留 20-30 秒；再換邊伸展。

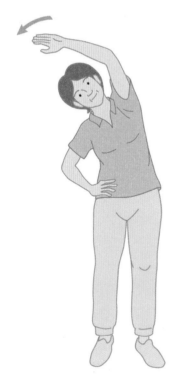
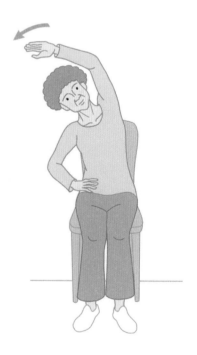

🔊 站姿平衡較佳的第 1-2.5 期病友，可於站姿下伸展；
　　站姿平衡較差的第 3-4 期病友，請於坐姿下進行此
　　項運動，以免有跌倒風險。

肩胛內收擴胸運動

　　坐於穩定、無輪子的椅子上，維持上半身挺直，
雙手手肘彎曲 90 度，配合吐氣將兩側肩胛骨向內側方
向夾緊，用力約 5 秒再放鬆。因此動作比起其他伸展
運動較為費力，維持時間約 5 秒即可。

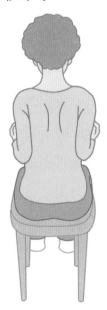

🔊 動作時勿聳肩、憋氣。

胸大肌伸展

　　面對牆角約一步的距離，雙腳與肩同寬或呈弓箭步站立；將雙手前臂貼於兩側牆面。身體微微向前推向牆角，感覺胸前左右兩側有輕微的緊繃感，在此姿勢下維持20-30秒。

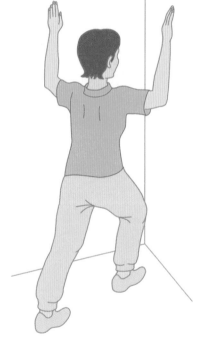

🔊 適合站姿平衡較佳的1-2.5期病友執行。第3期病友可衡量自身平衡狀況再進行此動作。此動作可結合前弓後箭伸展動作（請參考100頁），同時伸展腿部肌肉。

拉拉手腳好輕鬆

　　除了身體僵硬以外，病友也可能有手腳僵硬的情況，下列將介紹簡單的手腳伸展運動，讓病友們也可在家輕鬆地練習、舒緩手腳的僵硬感。

前臂伸肌伸展

　　要伸展右手前臂伸肌時，將右手往前方伸直、掌面朝向自己，請注意手肘需打直。再利用左手施加力量於右手掌背、向自己的方向輕推；當右手前臂背側出現輕微緊繃感時，於此姿勢下維持 20-30 秒，再換邊伸展左手。

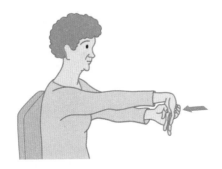

🔊 力量應施加手掌背側，勿將力量施加於手指處。

前臂屈肌伸展

要伸展右手前臂屈肌時，將右手往前方伸直、掌面朝向前方（可選擇手指朝上方或下方），請注意手肘需打直。再利用左手施加力量於右手掌面、向自己的方向輕推；當右手前臂內側出現輕微緊繃感時，於此姿勢下維持 20-30 秒，再換邊伸展左手。

🔊 力量應施加於手
　掌，勿將力量施
　加於手指處。

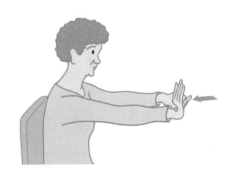

手掌開合運動

　　將雙手平舉於身體前方,用力將手掌打開至最大
範圍停留 5 秒,再用力握拳維持 5 秒,進行手掌交替
打開與握拳動作。因此動作比起其他伸展運動較為費
力,維持時間約 5 秒即可。

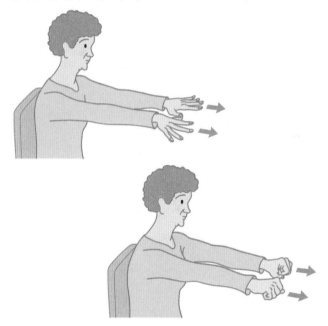

🔊 手掌開合運動除了可以伸展手部肌肉外,對於上肢
　末端循環也有幫助。

前弓後箭腿部伸展

面向牆面、雙手伸直扶牆，雙腳與肩同寬站立。要伸展左腿後側肌肉時，先將左腳向後跨一步，再將右腳膝蓋彎曲慢慢下蹲。動作過程中需維持上半身挺直、左腿膝關節盡量伸直且腳板不離地。當感覺左腿後側肌肉有輕微緊繃感時，於此姿勢下維持 20-30 秒。

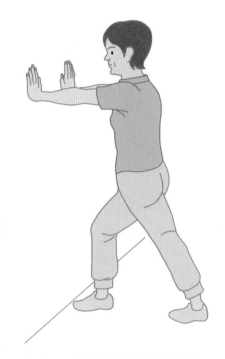

🔊 動作過程兩腳腳尖朝向前方，因此運動是在站姿下進行，較適合站姿平衡較佳 (1-2.5 期) 病友。站姿平衡較差的第 3-4 期病友，改坐姿下伸展以免跌倒。

坐姿靠牆腿部伸展

　　坐於穩定、無輪子的椅子上,當要伸展左腿後側肌肉時,先將左腿向前伸直,膝關節需打直且維持腳跟著地。使腳板盡量貼於牆面,當左腿後側肌肉出現輕微緊繃感時,於此姿勢下維持 20-30 秒。動作過程中可將雙手放於腰部提醒身體挺直。

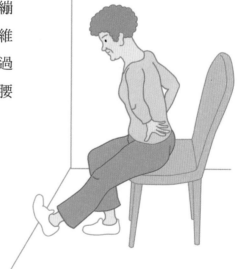

🔊 1-4 期的病友皆可執行此動作。但第 4 期病友動作時請注意自身平衡,若坐姿平衡較差的病友可選用有扶手的椅子較為安全。

坐姿毛巾腿部伸展

坐於穩定、無輪子的椅子上，椅子需緊靠牆面，並準備一條長毛巾。當要伸展左腿後側肌肉時，先將左腿向前伸且膝關節打直，再將毛巾繞過腳底。雙手握住毛巾兩側往身體方向拉，當左腿後側肌肉出現輕微緊繃感時，於此姿勢下維持20-30秒。

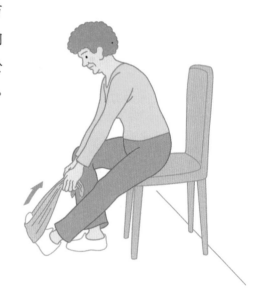

🔊 1-4 期病友皆可執行此動作。但第 4 期病友動作時請注意自身平衡，若坐姿平衡較差的病友可選用有扶手的椅子較為安全。

第四章
有氧與肌力運動該這樣做

文／陸哲駒

足夠的下肢肌力
是維持身體平衡的重要關鍵

　　吳老師是一位出名的鋼琴演奏家，從小就征戰國內外的各大音樂競賽，得到不少的獎項，目前除了在大學任教之外，也持續地在世界各地表演。這次會出現在物理治療室，是為了陪父親來看診。

　　「最近爸爸常常抱怨手會抖，所以帶他來看神經科，醫師說是巴金森氏症，不過還算輕微，醫師已經開藥給他了。」吳老先生看來還很年輕，一點都不像是已經八十高齡的長者。

　　「神經科醫師給了我一些藥，他說先吃藥看看效果怎麼樣；他也要我來問一下物理治療師，我要進行些什麼運動？」

　　治療師發現吳老先生從椅子上站起來時有些困難，要連試個兩三次才能起身。因此仔細教他坐到站起身

的方法。吳老先生疑惑的提問:「有些時候我覺得自己腳使不上力,覺得自己快要站不住、要跌倒了,有沒有辦法讓自己的腳力氣更大一些?」

再檢查了一次吳老先生腿部的肌力,發現他的肌力與同年紀的老年人比起來,其實沒有很大的區別:不過因為巴金森氏症的原因,使他的動作起動較為困難,在很多時候沒法好好運用自己的肌肉,才會覺得使不上力;通常這時會使跌倒的風險變得高一些。

「還有一個問題——」吳老先生說:「如果現在的問題與肌力不足沒有關係,那是不是就不用做肌力訓練?」

　　肌力訓練對巴金森氏症的病友很重要,尤其是足夠的下肢肌力,是維持身體平衡的重要關鍵。足夠的肌力也能協助病友在執行日常生活中的工作中,較為輕鬆、安全。

　　練習坐到站，就是種下肢肌力訓練，其實治療師們常常把肌力訓練整合在其他功能的動作訓練中，一來可以讓病友不用記那麼多運動，二來這些功能動作訓練是日常生活中常用的運動，所以病友會比較願意多做幾下。

　　「我爸爸之前喜歡散步，那對肌力訓練有沒有幫助？」吳老師問。

　　「很好啊！」治療師鼓勵吳老先生：「散步對於肌耐力的幫助比較大，也是很棒的有氧運動。對於病友來說，有氧運動可以增強心肺的功能，走到戶外增加與其他人的互動，算是一舉多得的運動方式。」

肌力運動

　　肌力，是肌肉組織對阻力產生單次收縮的能力。

　　肌耐力，是肌肉在負荷阻力下，可以持續多久的能力。

　　對於巴金森氏症病友而言，肌力與肌耐力都是重要的。訓練肌力與肌耐力的運動方法，主要是「阻力訓練」。大家最有概念的阻力訓練如舉啞鈴、踢沙包類

的重量訓練；除了啞鈴、沙包外，如彈力帶、鈴壺、
重訓床等，都是可以使用的器材。

肌力訓練強度選擇的原則

以能真正挑戰肌肉力量的上限為準。

以舉啞鈴為例，如果啞鈴的重量會使病友舉 8-12
次就會做不下去時，這個重量可能就是合適的重量。
如果一開始時不那麼有把握，為了安全起見可以降低
訓練強度。但如果訓練強度太低，就達不到訓練肌力
的效果了。一般而言，每週 2-3 次、每次 2-3 回合，每
回合 8-12 下的肌力訓練，應可有效地增加肌力。

病友們應每兩週檢視一下自己的肌力是不是增加
了？做原來的強度是不是沒那麼吃力了？如果已經覺
得沒那麼吃力，強度可能就有向上調整的必要。

肌耐力的訓練與肌力訓練不同，肌耐力強調用力
的持久性，訓練時重量較輕但較多回，每次的訓練要
達到 15 次以上。肌耐力的訓練每週進行 2-3 次，每次
3 回合，每回合每個動作 15-20 下。

進行肌力運動時，也必須同時配合呼吸。切忌閉氣
進行肌力運動，病友在運動時閉氣容易使血壓升高，而
引發心血管疾病的問題。

病友進行肌力運動注意事項

　　單純的肌力訓練，不宜作為巴金森氏症患者的唯
一運動，肌力訓練須與其他的平衡訓練、心肺耐力訓
練、生活功能訓練整合才會有良好效果。

- 肌力訓練最好能整合在其他的運動訓練中，如
  「坐到站」即是生活功能訓練，也是同步在做下
  肢肌力訓練。
- 如何進行有效的整合性運動訓練病友最好先諮詢
  您的物理治療師。
- 肌力訓練最好是選擇在巴金森藥物作用最好的時
  候。當藥效較差時，由於病人不大能有效地控制
  肌肉運動，肌力訓練的效果會較差。

● 進行肌力訓練時，病友必須特別注意環境的安全
　與舒適。請穿著寬鬆舒適的衣物。

● 運動時如果對於自己的平衡能力有疑慮，最好以
　坐姿或床上運動的方式進行；站立時最好在牆邊
　或有強固的桌子邊進行，以利於有需要時有東西
　可以扶住。

● 各項肌力運動，原則上每項動作每週做 2-3 次、
　每次 2-4 回合，每回合 8-12 下。

常見的肌力訓練運動

　　背部上抬運動主要的用意是在訓練背肌，適用於第 1-2 期病友。

◎ **背部上抬運動**

　　俯臥床上，背部用力，將胸部離床，停留 5-10 秒鐘後慢慢躺回，動作速度不宜過快，以約 3 秒鐘完成一個抬起或者是放下的動作。

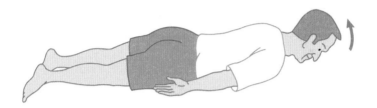

🔈 如果第 3 期以上的病友，背部肌肉力量不是那麼足
　夠，或是病友年紀較大，可以利用上肢支撐的協助
　進行這個運動。

🔈 重點是背部肌肉的用力，因此不能只有用手撐而背
　部沒有用力。

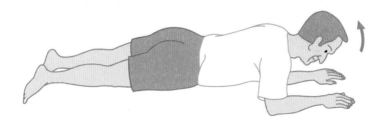

◎ 啞鈴運動-1（上肢二頭肌訓練）

　　第 1-3 期病友都可施行，但第 3 期病友建議坐姿進行。可採站姿或坐姿手握啞鈴，上臂緊貼體側。手肘向上彎舉到最高點稍作停留，後再緩慢放下啞鈴。

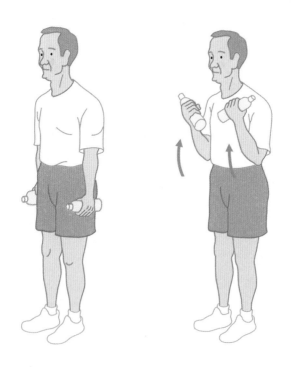

🔊 如果沒有啞鈴可改用可抓握的寶特瓶裝水取代。

◎ **啞鈴運動-2**

　　1-3 期的病友都可施行，第 3 期病友建議坐姿進行。腳與肩同寬站立，雙手各拿啞鈴舉至肩膀的高度。

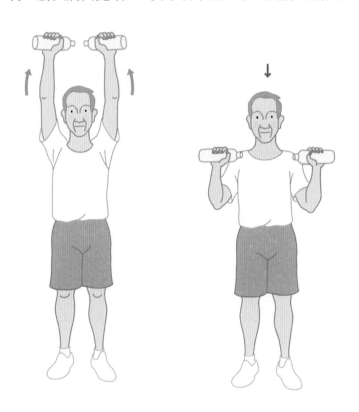

🔊 啞鈴上推，高過頭，並慢慢放下回到起始位置。

◎ **推牆挺身運動**

這是伏地挺身的變型，對於上肢肌力有幫助，但對軀幹的壓力較小；適用於第 1、2 期的病友。

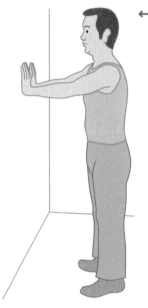

←找到面牆壁，站在比手臂伸直時長一點的位置，面對牆，將身體向前傾斜，將手掌平放在與肩同高的牆，手臂伸直。

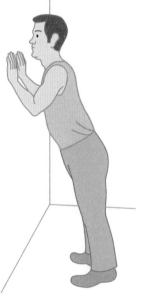

→手臂彎曲，上半身面牆緩慢靠近，待手臂完全彎曲後停留 2-3 秒再慢慢伸直手臂。

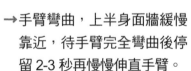

◎ 登階運動

適用於第 1-3 期的病友。

　站在樓梯前扶手旁邊，雙腳平放、腳趾朝前。左腳抬起放在第一階上，握住扶手維持平衡，將體重放在左腿上，緩慢伸直左腳直到左膝伸直，然後讓右腳輕點第一階。用左腿支撐體重，慢慢把右腳向後回到樓梯下一階，左腳再慢慢地彎曲，一直到伸直的右腳可以支撐體重為止，再將左腳收回地面；改用右腳向上練習，反覆進行 10 次。

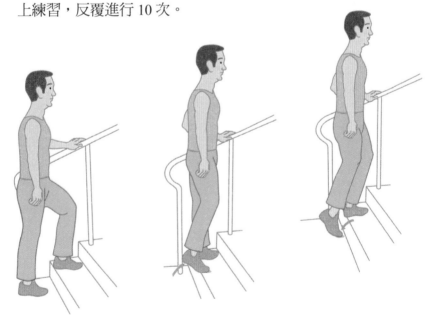

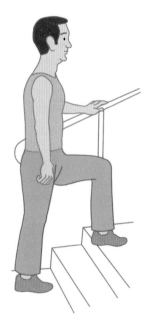 對於一些狀況較好的病友，可以用一個跨步兩階，來增加挑戰性。

◎ 坐姿直膝高運動

適用於第 1-4 期的病友。

坐在穩固、有靠背的椅子上，腿部膝關節慢慢伸直後，將整個腿部向上抬，讓大腿抬離椅面。停留 3-5 秒鐘，重複 5-10 次。

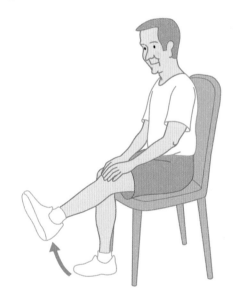

🔊 如果病友狀況很好，可考慮在足踝上方綁 1-3 公斤的沙包，以增加挑戰難度；相反地，有些病友可能肌力較為不足，此時只要求盡力將膝伸直即可。

彈力帶運動

　　彈力帶是有彈性和阻力的乳膠帶子，很適合病友在家做肌力訓練。由於張力的不同，彈力帶會標示不同的顏色。在常用的顏色中，以黃色的拉起來最輕，紅色則較重一些、綠色→藍色→黑色，越來越重，使用前務必試拉，看哪種顏色是能接受的力量。

◎上肢二頭肌
　訓練

　　對於第 1-3 期的病友都可施行。第 3 期病友建議坐姿進行。站穩或坐穩後一端腳踏住彈力帶，以手抓彈力帶另一端，然後慢慢地將手肘向上彎後再慢慢伸直。

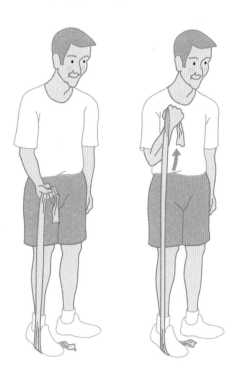

◎ 訓練關節外展肌力

將彈力帶綁著小腿或大腿，雙腳用力撐開，練習大腿外側肌肉。

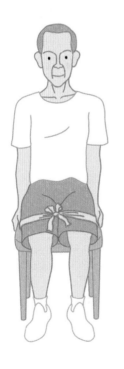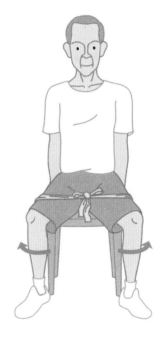

◎ **下肢踢直運動**

對於第 1 期到第 3 期的病友都以做到。

平躺仰臥，將彈力帶纏在足部。彎起腳，手抓緊彈力帶後，腳向下伸直。依照以上運動強度，會感覺肌肉過於疲憊或有疼痛情況，可適當降低重複次數，以 6-7 次為一回合或總回合數。

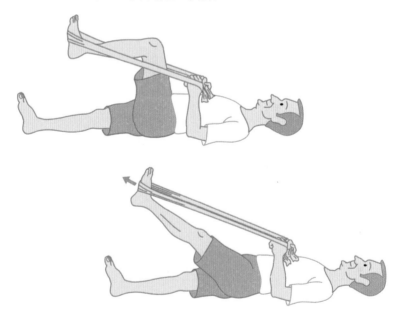

🔊 若降低運動強度後仍有疲憊與疼痛感，請諮詢您的物理治療師，以訂定適合您的訓練運動。

有氧運動
增進耐力與心肺功能

　　有氧運動，是指運動當中需要攝取大量氧氣的運動方式，因此只要是大肌肉群進行長時間、且強度不太高的運動時，就是有氧運動。常見的有氧運動包括健走、游泳、有氧體操、騎腳踏車、跑步機訓練等等。

　　有氧運動可以增強病友們的心肺耐力、增強肺活量和心臟功能。有些病友同時具有其他如高血壓、心臟病、糖尿病、肥胖等慢性疾病，有氧運動都能對這些慢性病有不同程度的改善。

　　有氧運動要有效果，運動的頻率與強度都必須足

夠，最少每週必須進行 3 次，每次至少 20-50 分鐘，一
週累積 150 分鐘的有氧運動才能有實際效果。因此如
果可以每天運動 30 分鐘，養成運動的習慣最好。在有
氧運動的強度方面，以身體自覺感受來監控最為方便；
運動強度以盡量維持在運動時「感覺有點喘」、尚可講
話、不致有疼痛的身體感受程度為佳。為了避免不必
要的風險，進行有氧運動前，請先諮詢醫師與物理治
療師。

巴金森病友進行有氧運動的建議

- 進行有氧運動前，請先諮詢醫師與物理治療師。
- 選擇有氧運動的項目時，除了要考慮運動對於心
  肺功能的訓練效果外，最好運動內容可包括「動
  作方向」或「動作速度」變化。單純的節律性運
  動對於病友的效果可能對病友的平衡力、反應力
  的訓練效果較差。
- 對於有氧運動進行的方式有散步、慢跑、打球
  等。
- 部分有氧運動進行時必須特別考量：如戶外騎腳

踏車必須考量病人的動作反應、平衡能力，不一
定適合於所有病患，而固定式運動腳踏車相對上
是較好的選擇。

● 對於有游泳習慣的患者，水中的長泳可能只是較
機械式的反應，較不會訓練到平衡力及動作變化
能力，所以別只安排游泳為唯一的運動方式。

● 跑步機上的行走或慢跑，是不錯的有氧運動方
式，但在運動過程中請勿只以單一速度運動，可
在安全的範圍下，於運動過程中改變速度或坡
度，挑戰反應力。

　對於第 1-3 期的病友，有氧運動都是可以進行的，
第 4 期病友可能因為平衡能力的缺失，有氧運動的方式
可能以手搖健身車或固定式腳踏車進行。以手搖健身車
來說，有氧運動強度以運動時呼吸會變喘、會微微流汗
的程度為宜；而運動的頻率最好是每天 30 分鐘以上。

第五章

看著鏡子做口腔與臉部運動

文／林育伃、李亞芸

改善講話能力
發音及臉部肌肉的訓練

　　在一個陽光普照的早晨，柯老先生坐在輪椅上由太太和外籍看護推進治療室。柯先生面無表情而且看起來鬱鬱寡歡。

　　治療師問柯先生最近影響日常生活最大的問題，柯先生簡短地回答：「講話。」接著就不想再多言。柯太太立刻接話：「我先生以前很健談、很有口才，常在外面到處演講。但現在因為得到巴金森氏症，講話變得比較不流利、也不太清楚，所以變得比較不愛講話。我們家 3 歲的小孫子覺得爺爺似乎都板著臉不愛笑，都不太敢親近他。」

　　提到這點，柯老先生眼神變得有點悲傷。治療師鼓勵柯老先生開口講話時，發現他的聲音薄弱、嘴巴的動作幅度很小、臉部表情也很少，導致講出來的話

含糊不清。

治療師解釋：「有時候巴金森氏症的病友會自己以為講話已經很大聲，或是嘴巴已經張開來講話了，但在外人聽起來會覺得聲音很小聲或是嘴巴都含著講。這主要是巴金森氏症造成的，會讓人不管在做動作或是說話時的動作幅度變小。目前國外很流行教巴金森氏症的病友要練習『大聲運動操』，原則是請病友要練習努力講話講很大聲，嘴巴也要盡量開或動到最大。」

治療師建議家人，多鼓勵柯伯伯參與以前喜歡的一些活動，例如參加歌唱班和大家一起唱歌、朗誦報紙的內容，或是重新描述電視的新聞內容，以多增加柯伯伯溝通表達的機會。幾個月後，治療師再見到柯老先生時，他的臉部表情變得豐富了，聲音變得比較洪亮，心情看起來也開朗了許多。連小孫子也覺得爺爺在做這些臉部與舌頭運動操很有趣，會跟著爺爺一起做，祖孫倆反而變得更加親近。

下列運動，適合巴金森氏症各期的病友們練習，練習時可對著鏡子練，盡量將動作做到最大。每項運動建議於飯前 30 分鐘開始練習，每個動作可重複 10-20 下／回，每天 2-3 回。建議一開始先從 10 下做起，熟練後可自行逐漸增加練習次數。

臉部與舌頭動作訓練

◎ 嘴巴開合運動

　　嘴巴張到最大維持 5 秒，再用力合起來，練習嘴巴開合動作。

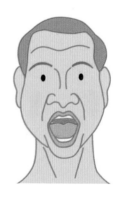

◎ 舌頭運動鍛鍊

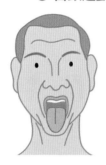

←重複伸出和縮回，一開始可以速度較慢，再慢慢加快。

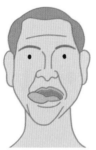

←舌頭在兩邊嘴角間左右擺動，一開始可以慢速練習，再慢慢加快。

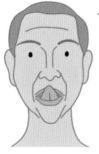

←舌頭伸出後向上及向下移動，一開始速度較慢，再逐漸變快。

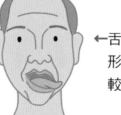

←舌尖圍繞口唇做環形運動，開始速度較慢，再逐漸變快。

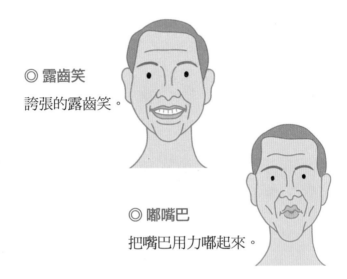

◎ 露齒笑
誇張的露齒笑。

◎ 嘟嘴巴
把嘴巴用力嘟起來。

◎ 唇和上下頜的鍛鍊
拱圓唇、發「嗚」音，及展唇發「一」的音，重複「嗚一嗚一嗚一⋯⋯」等發聲。

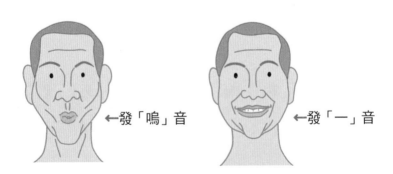

←發「嗚」音　　←發「一」音

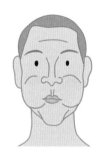

◎ **鼓起雙頰**

將雙頰用力鼓起。

◎ **大聲練習發聲，每個音維持10秒鐘**

嘴巴張開，大聲說「啊」、「一」、「嗚」、「ㄝ」、「喔」。

◎ **低音跳高音**

先說一聲低音「啊」，再跳到高音「啊」；低音1秒鐘、高音試著撐4-5秒。

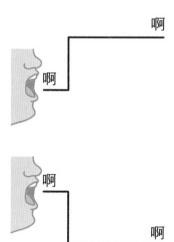

◎ **高音跳低音**

先說高音「啊」，再跳到低音「啊」；高音1秒鐘、低音試著撐4-5秒。

◎ **轉音練習**

　　大聲說：「嗚」，從低音慢慢把音調往上滑至高音，並停在高音處。

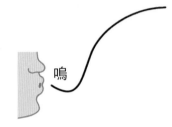

嗚

　　換大聲說：「嗚」，從高音慢慢把音調往下滑至低音，並停在低音處。

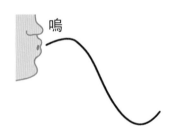

嗚

◎ **單字音練習**

　　發出「PA(趴)」、「TA(他)」、「KA(咖)」、「HA(哈)」、「LA(拉)」的音，先單一字練再輪替。

- 連續說「趴趴、趴趴、趴趴……」
- 連續說「他他、他他、他他……」
- 連續說「咖咖、咖咖、咖咖……」
- 連續說「哈哈、哈哈、哈哈……」
- 連續說「拉拉、拉拉、拉拉……」
- 連續說「趴他咖哈拉、趴他咖哈拉、趴他咖哈拉……」

◎ 句子練習

列出十句日常生活常用句子 (如 : 我要去餐廳吃飯、請問你找誰⋯⋯等等)，大聲且清楚的說出來。

1.＿＿＿＿＿＿＿＿＿＿＿＿＿＿＿＿＿＿＿

2.＿＿＿＿＿＿＿＿＿＿＿＿＿＿＿＿＿＿＿

3.＿＿＿＿＿＿＿＿＿＿＿＿＿＿＿＿＿＿＿

4.＿＿＿＿＿＿＿＿＿＿＿＿＿＿＿＿＿＿＿

5.＿＿＿＿＿＿＿＿＿＿＿＿＿＿＿＿＿＿＿

6.＿＿＿＿＿＿＿＿＿＿＿＿＿＿＿＿＿＿＿

7.＿＿＿＿＿＿＿＿＿＿＿＿＿＿＿＿＿＿＿

8.＿＿＿＿＿＿＿＿＿＿＿＿＿＿＿＿＿＿＿

9.＿＿＿＿＿＿＿＿＿＿＿＿＿＿＿＿＿＿＿

10.＿＿＿＿＿＿＿＿＿＿＿＿＿＿＿＿＿＿＿

不自主流口水該怎麼辦

　　黃先生被太太及外籍看護帶進治療師診間時，黃先生頭歪歪的坐在輪椅上，胸前掛著小方巾。外籍看護三不五時就會拿小方巾擦黃先生嘴角的口水，而來不及擦掉的口水就會直直流到小方巾上。

　　黃先生也會被自己的口水嗆到，三不五時發出咳嗽聲。黃太太說：「我先生個性很急，現在最困擾我們家的就是我先生常常在喝水的時候會嗆到，吞東西常常吞不乾淨，所以食物都會殘留一些在嘴巴裡面或是嘴角邊。也因為這樣他都不願意在家裡以外的地方進食，怕被別人用異樣眼光看待。」

　　經評估後，治療師發現黃先生的吞嚥機轉及功能還算不錯，只要吃飯時多主動注意一下，就可以有效的減少嗆到的機會。治療師將一些安全吞嚥進食的策

略及口水處理衛教提供給黃先生及黃太太：「平常要隨時提醒黃先生吞口水，這樣可以減少黃先生不自主流口水的問題。進食的時候也請家人多注意一下『吞嚥困難』的警訊，並且採用『安全方式』來進食，以避免嗆到。我們會教黃先生如何活動臉部及舌頭的動作，因為臉部及口腔肌肉的活動，將有助於進食中口腔動作機轉對食團的控制。你們回家後就先練習這些運動。如果練習三個月後，症狀都還是都沒有改善的話，還是建議你們要去找專業的語言治療師進行治療。」

吞嚥困難警訊

- 不明原因的體重減輕。
- 流口水情形變得頻繁。
- 感覺舌頭動作變得不靈活，無法將食物後送吞嚥。
- 感覺食物卡在喉嚨無法吞乾淨。
- 吞嚥後還有食物堆積在口腔或從嘴巴流出。
- 吃完東西後感覺說話的聲音變得濁濁的，像有痰音。

- 在準備將食物吞下前、吞嚥當中、吞嚥後有嗆咳
  情形。
- 吞藥丸變得困難。
- 用餐時間變得較長。

如果出現肺炎的症狀（發燒、痰變多、咳嗽或呼吸
困難等），請盡速就醫。

吃飯吞嚥，避免嗆到的方法

- 飲食時要保持坐姿坐直 90 度，進食吞嚥時頭部
  不往後仰高。
- 吃飯時不要說話。
- 小口的吃與喝，一口完全吞嚥後才再吃下一口。
- 避免食用多水分的食物。
- 建議液態跟固態分開吃，不要同時有湯和料在嘴
  巴裡面。

- 用湯匙喝流質的食物與水，不建議用吸管。

- 每一口食物至少要吞兩次。

- 調整食物材質及黏稠度，避免有顆粒狀的食物，如花生、堅果。

- 家屬注意個案吞完後會不會有濕濡聲，就是聲音渾濁或帶水聲；若有濕濡聲要立即把食物咳出或清一清喉嚨。

- 若吞嚥問題變得明顯，建議至醫院尋求語言治療師進行評估及吞嚥訓練。

流口水問題

- 利用認知控制的方式，學習每講完一句話就吞一次口水。

- 家屬要常清口腔做好口腔清潔，避免食物跟口水堆積。

第六章

不同姿勢間的轉位運動與床上運動

文／李亞芸

坐、站、躺的轉位

　　第一次見到林媽媽，是在一個冬天寒冷的早晨，林媽媽的家人用輪椅推著她進物理治療師診間，林媽媽衣著整齊，也塗上了口紅，但心情好像不太開朗。林媽媽是巴金森氏症第 3 期的病友，經詢問後，林媽媽提及目前最困擾她的事情是：「腰痛而且腿沒有力氣，每次想要從椅子上站起來的時候，我都要手扶著家具，或是請家人的幫忙，才能很困難地站起來。也因此出門時，幾乎都以輪椅代步，不願意站起來走路。」

　　物理治療師聽完描述就先進行肌力評估，結果發現林媽媽的大腿肌肉力量仍相當不錯，應該是有能力可以自己獨立、手不扶的情況下從椅子上站起來的。為了了解林媽媽不敢獨自站立的原因，治療師就請林媽媽先自己站起來看看。結果林媽媽馬上雙手舉起想

拉旁邊的桌子，而林媽媽的家人則立刻從腋下攙扶林媽媽，半拖半拉的站起來。

治療師很快的發現，林媽媽及家人都用了錯誤的坐到站轉位策略，導致對腰部以及下肢施力不當，也造成林媽媽在站起來時會感覺到困難以及疼痛不舒服。治療師就請林媽媽重新坐下，從頭教林媽媽正確的坐到站的方法。

「轉位」指的是一個人安全有效的從一個姿勢轉換到另一個姿勢的方式，如由坐到站、站到坐、坐到躺或躺到坐。物理治療師能教導正確的轉位前準備，將有助於病友轉位的執行，也可以減少照顧者的負擔。

坐到站、站到坐、坐到躺，及躺到坐等轉位活動，也是日常生活極重要而且常做的活動，能安全執行非常重要。坐到站及站到坐的轉位活動，可當成下肢肌力訓練的方式。

練習時，從坐著站起來，再從站到坐下算一次；躺

到坐，再從坐到躺算一次。每回合練習 **10-15** 次，中間可休息，每天 **2-3** 回合。初次練習者可先從 **5** 次開始練，做完第二天大腿若不會痠時，再慢慢增加次數。

接下來我們分別介紹第 1-3 期，及第 3 期之後的轉位訓練。依每個人狀況不同，可選擇適合自己的轉位方式。

第 1-3 期的坐到站訓練

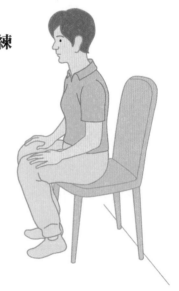

1 屁股往前移至椅子前半，兩腳擺放與肩同寬，膝關節彎曲至稍小於 90 度，雙手放膝蓋上。用無扶手的椅子練習，椅背靠牆，穩固椅子較佳。

2 身體向前傾、鼻尖超過腳趾。　　**3** 手壓大腿站起來。

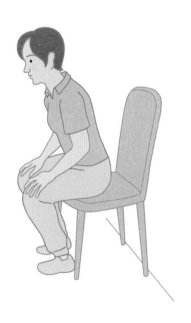 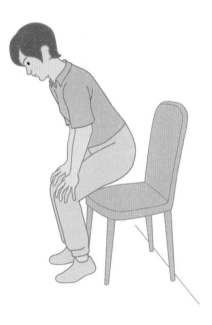

第 3-4 期的坐到站訓練

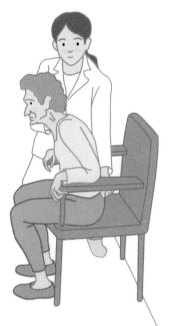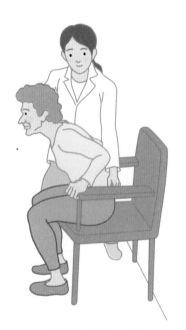

1 坐在有扶手的椅子練習，屁股移至椅子前半，兩腳擺放與肩同寬，膝關節彎曲小於90度。手撐兩側扶手，照顧者手放在背後褲頭，以保護、協助病友。

2 身體向前傾、鼻尖超過腳趾。

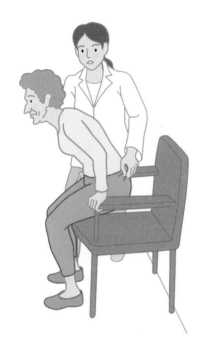

3 手壓椅子扶手後站起；
  若站不起來，可請家人
  從後方褲頭給予一點向
  前、向上提的力量。

　　治療師教完，立刻請林媽媽自己試著站起來，並
示意家人先不要幫忙，林媽媽依照治療師的方式，慢
慢地在手完全不扶下，獨立站了起來。家人露出訝異
的眼神，林媽媽似乎也被嚇到，立刻又坐下來再站起
來一次。

　　在林媽媽成功獨立站起後，治療師發現她從站姿
要坐下時，會很大聲「砰」的跌坐在椅子上。治療師

立刻提醒林媽媽:「這可能是造成您腰痛的原因,而且
這種錯誤的坐下姿勢,很容易會傷到腰椎骨頭。」治療
師教林媽媽正確的站到坐的轉位活動,並請她把正確
的「坐到站」及「站到坐」,當成一項運動來練習,不
但有助於日常生活功能上的活動便利性,也可以趁機
訓練腿部的肌力與耐力。

第 1-3 期的站到坐訓練

1 坐下前先確
保膝蓋後方
碰到椅子。

2 身體先向前傾,膝蓋彎曲慢慢
往下蹲。手往後摸到椅子的扶
手或是椅面,才可慢慢坐下來。

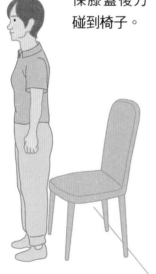

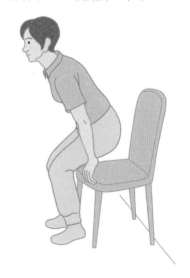

第 3-4 期的站到坐訓練

1 坐下前先確保膝蓋後方碰到椅子。

2 病友將身體向前傾，膝蓋彎曲慢慢往下蹲。照顧者可將手置於病友後方褲頭，稍往前上提避免病友太快坐下。

3 請病友將兩手往後摸到椅子的扶手，身體維持向前彎曲，再慢慢坐下來。

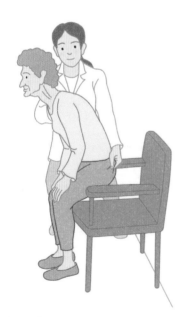
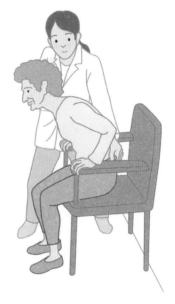

🔊 練習坐到站及站到坐時，盡量慢慢站起與慢慢坐下，這樣對下肢肌力訓練的效果較佳。

　　林媽媽學會坐到站的轉位之後，問治療師：「可以請老師順便教我坐上床後該怎麼躺下來，及起床的時候，該怎麼坐起來比較容易嗎？我每天起床都要靠家人拉我，而且腰都會不舒服。」

　　「沒問題！我會教您正確的方法讓您可以自己獨立的從床上坐起來跟躺下去。」治療師對林媽媽家人說：「除非她兩手力量不夠獨立撐床坐起來，再請家人從肩膀或是骨盆的地方給予一些協助，建議家人給予的幫忙越少越好，這樣才能幫助林媽媽保有獨立的生活能力，並減少家人照料的負擔。」

第 1-3 期巴友的坐到躺訓練

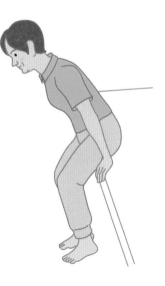

1 坐下前確保膝蓋後方碰到床緣。

2 身體向前傾，膝蓋慢慢彎曲，
　　手往後摸到床才可慢慢坐下來。

3 兩手從側邊撐床，慢慢側躺下來。

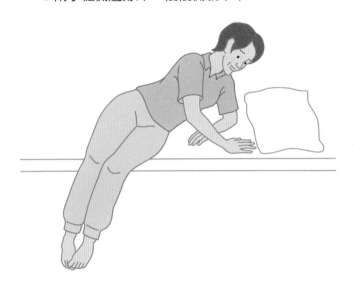

4 雙腳移至床上後，從側躺翻至正躺。

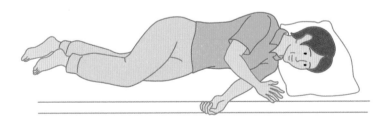

第 3-4 期的坐到躺訓練

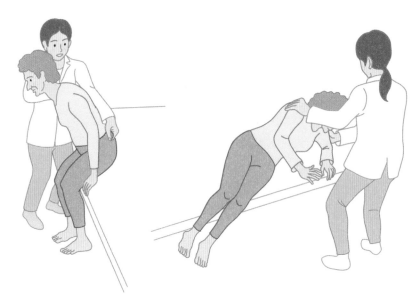

1 坐下前,確保膝蓋
後方碰到床緣,照
顧者手抓病友的褲
頭,帶病友身體向
前傾,膝蓋慢慢彎
曲,再慢慢坐下來。

2 病友兩手從側邊撐
床,照顧者可從肩
膀保護讓病友慢慢
側躺下。

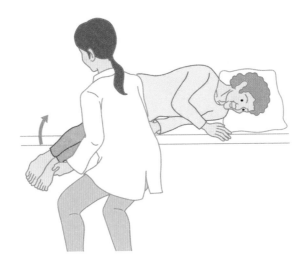

3 照顧者協助將雙腳移至床上，從側躺翻至正躺。

第 1-3 期的躺到坐訓練

1 從正躺翻身至側臥。

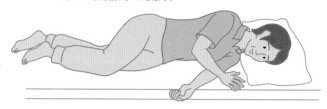

2 將雙腳移至床下方。

3 兩手從側邊用力撐坐起來。

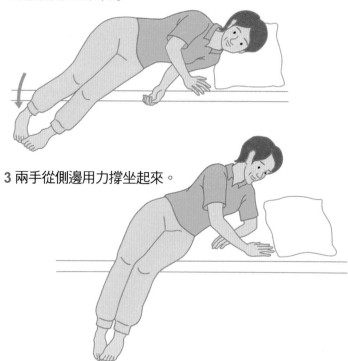

第 3-4 期巴友的躺到坐訓練

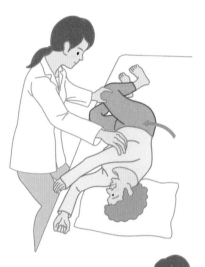

1 鼓勵病友自己由正躺翻身至側臥，若翻身有困難，可以請照顧者從膝蓋給小小的助力協助翻身。

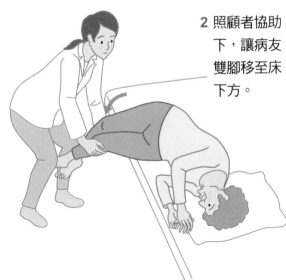

2 照顧者協助下，讓病友雙腳移至床下方。

3 讓病友兩手從側邊用力撐床，照顧者一手放在肩
　膀、一手從骨盆施力協助病友坐起來。

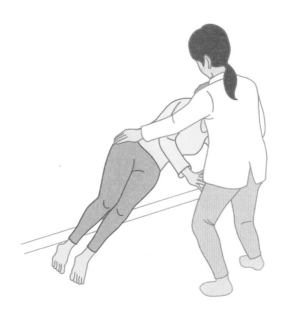

🔊 以上運動，對於有曾有腰椎損傷、腰痛或椎間盤突
　出的病友、執行上有任何疑慮或是身體不適者，請
　停止動作並先詢問物理治療師。

床上的躺姿運動

　　一個冬天的早晨，吳奶奶攙扶著 78 歲的吳爺爺走進治療室，坐下後吳奶奶說：「爺爺得到巴金森氏症已經相當多年，醫生說目前是在第 3 期，之前也都維持得還不錯，但因今年冬天天氣變得相當冷，他最近早上起床時都爬不起來，都要等我來拉他起床。但是我自己也七十多歲了，每次拉他起床後，自己的腰都會疼痛，希望治療師能教爺爺起床的方式。而且爺爺晚上躺下睡覺後都不會翻身，過久不動造成屁股出現壓瘡的現象。」

　　「沒問題，不過你們家用的是怎樣的床呢？有時候床墊太軟，也會造成爺爺不容易翻身，不容易坐起來喔。」

　　「床墊也會影響啊？我們還刻意去買比較好的記

憶床墊，想說這樣爺爺睡起來比較舒服。」吳奶奶驚訝
的問。

治療師解釋：「記憶床墊睡起來是很舒服，但是對
於有巴金森氏症的病友來說，躺到記憶床墊上反而會
讓身體就陷下去，然後就會感覺身體僵硬，也就更難
翻身了。」

既然爺爺不會翻身，起床有困難，治療師先教爺
爺翻身的技巧，以及從床上坐起來的技巧，同時也教
吳奶奶正確的協助方式，以保護自己。練習幾次後，
爺爺成功地學會了獨立翻身，吳奶奶也知道怎樣用較
少的力就可以協助爺爺從床上坐起來。

治療師接著教爺爺床上的活動，交代他在晚上睡
覺前及白天起床前，在安全環境下做做這些運動，增
加吳爺爺身體柔軟度、活動度、肌肉力量及翻身能力。

巴金森氏症病友在床上翻身或是移動困難，常常
與軀幹及上下肢柔軟度、活動度及肌力的不足有關。

因此，本章節將先介紹增加軀幹及上下肢柔軟度的床上活動，接著介紹可增加肌力的床上運動，再介紹翻身技巧。

原則上，每項床上運動的動作以重複 **10-20** 下為一回合，每天約 **2-3** 回合。若做完這些運動會感覺肌肉過於疲累或疼痛，請酌量降低重複次數。本章節的運動適合巴金森氏症 **1-4** 期的病友練習。若曾經有過腰椎損傷或是腰痛的病友，請諮詢物理治療師，以確定運動對個人的適切性。

下半身軀幹旋轉運動

正躺，兩腳膝蓋彎曲，腳掌平放在床上；上半身身體不動，兩腳膝蓋一起轉向右邊，動作做到最大極限，再兩腳膝蓋一起轉向左邊。下半身盡量轉到最大的角度，可以把目標設在將左／右膝蓋盡量碰到床面。下半身往左往右轉算一次，可有效減少巴金森氏症患者軀幹僵硬的問題，因此多做無妨；運動目的在增加下半身的柔軟度，不須維持姿勢 20-30 秒。

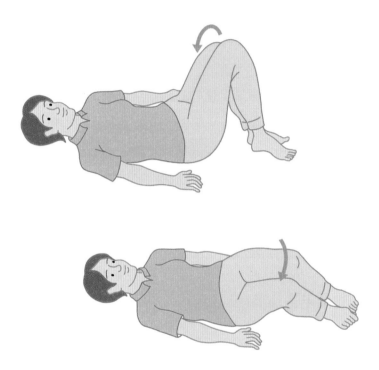

🔊 半年內有接受腰椎手術的病人，建議先不要做此運
動，或是以較緩慢的速度及較小幅度來做此運動。

上半身軀幹旋轉運動

1 正躺，手在胸前伸直交握，膝蓋彎曲，腳掌平放，
下半身不動，骨盆不離開床面。

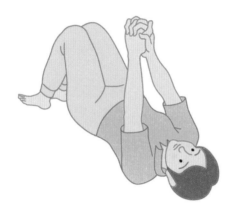

2 把交握的手往右上方轉，盡量摸往右上方的目標
物，再帶回正中央。

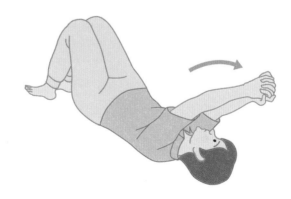

3 把交握的手往左上方轉，盡量摸到位於左上方的
目標物，再帶回正中央。重複將身體往左往右
轉，此運動有助於減少巴金森氏症患者上半身身
體僵硬的問題，因此可多做。

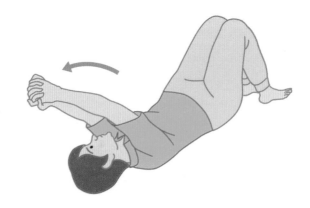

半年內有接受腰椎手術的病人，建議先不要做此運
動，或是以較緩慢的速度及較小幅度來做此運動。

全身軀幹旋轉運動

結合上述兩種動作。正躺，手在胸前伸直交握，膝蓋彎曲，腳掌平放在床上。上半身與下半身的動作方向相反，把交握的手往右上方轉，盡量摸到位於右上方的目標物，同時兩腳膝蓋一起轉向左邊，目標把左腳膝蓋碰到床面。再回到正躺姿勢。把交握的手往左上方轉，反方向相同動作再做一次，再回到正躺姿勢。

口訣：「手右膝左」及「手左膝右」

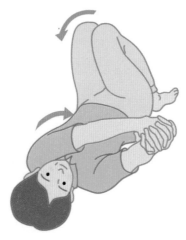

半年內有接受腰椎手術的病人，建議先不要做此運動，或是以較緩慢的速度及較小幅度來做此運動。

單腿抱膝運動

　　正躺，一腳伸直，一腳膝蓋彎曲，雙手從膝蓋後方交握抱大腿或是抱住膝蓋，往胸口方向抱，膝蓋抬至最高後停留 20-30 秒再放下，換腳重複此動作。初次做這運動的病友，若無法維持 20-30 秒，可先從 5-10 秒練起。

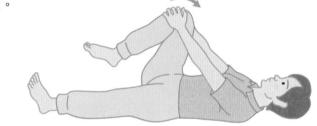

　　若病友雙手無法摸到膝蓋，可使用毛巾置於膝蓋後方輔助。

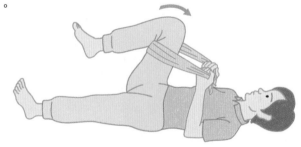

🔊 平時有腰痛的人，若做此動作加重疼痛，不建議從事此動作。

雙腿抱膝運動

正躺，膝蓋彎曲，雙手從膝蓋後方交握，雙手將兩腳膝蓋往胸口方向抱。兩腳抬至最高後停留 20-30 秒再放下。初次做這運動的病友，若無法維持 20-30 秒，可先從 5-10 秒練起。

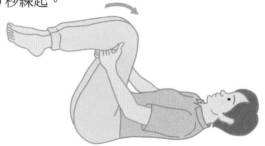

若病友雙手無法摸到膝蓋，可使用毛巾置於膝蓋後方輔助。

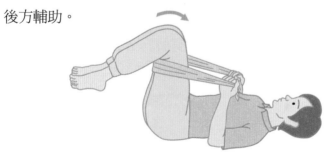

🔊 平時有腰痛的人，若做此動作加重疼痛，不建議從事此動作。

肩關節運動

正躺，兩腳膝蓋打直，雙手握根棍子，雙手一起往上高舉過頭，試著去碰到床上的枕頭，過程中避免背部弓起，再放回原位。

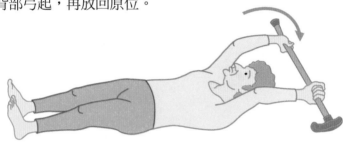

踝關節幫浦運動

正躺，兩腿伸直，將兩腳腳踝一起往下踩，再一起將腳板向上翹。此運動有助於增加下肢血液循環，多做無妨，也可將雙腳置於小枕頭上來運動。

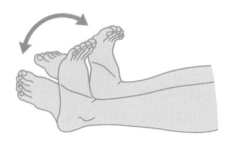

腳踝打圈

　　正躺，兩腿伸直，將腳踝分別以順時針跟逆時針方向慢慢打圈。兩腳完成順時針及逆時針轉一圈算一下。這運動有助於增加下肢血液循環，也可將雙腳置於小枕頭上來運動。

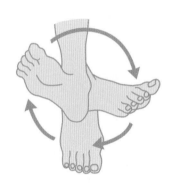

兩腳交替彎曲伸直運動

正躺，起始姿勢是兩腳膝蓋伸直。整個左下肢彎曲，讓左腳踝滑向屁股的方向；此時右腳打直。右下肢彎曲，將右腳踝滑向屁股的方向；左腳打直。膝蓋彎曲的過程中，腳跟不離開床面，兩腳交替彎曲算 1 下。此運動有助於降低下肢肌肉僵硬程度，因此可盡量多做。

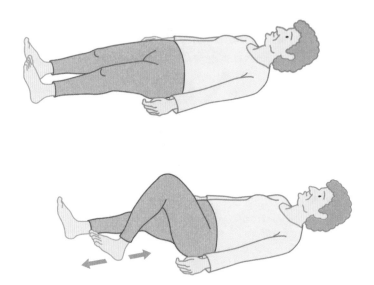

橋式運動

平躺，膝蓋彎曲 90 度，雙腳腳掌、膝蓋與屁股同
寬，雙手手心向下輕鬆放置於屁股兩側，將屁股先用
力夾緊且抬離床面。若病友覺得此動作較難，目標將
屁股抬離床面一個拳頭高度即可。若病友能力許可，
則可將屁股盡量往上抬至膝蓋、屁股、肩膀形成一直
線。將屁股抬至最高後盡量撐 5 秒鐘，過程中大聲數
出來且不要憋氣，再慢慢放下。若一開始無法撐到 5
秒鐘，可先從 2-3 秒練起，再逐漸增加時間。

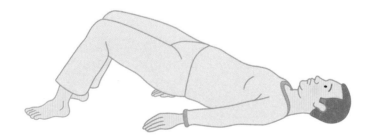

直膝抬腿運動

　　正躺，一腿屈膝，一腿伸直。將伸直的腿往上抬起，抬腿過程中膝蓋不可以彎曲，腳板向上翹，抬至30-45度再慢慢放下，再換腿抬起。兩腳交替抬起算 1下。

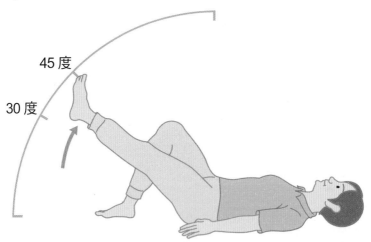

　　此運動目的為增加腹部及腿部肌肉力量，若平時有腰痛的人做此動作加重疼痛，不建議從事此動作。

翻身運動

翻向身體右側時

在正躺下、左腳膝蓋彎曲 90 度，右腳打直，雙手互握；左腳用力向下踢床，同時雙手從左上方往右下方甩。

翻向身體左側時

在正躺下、右腳膝蓋彎曲 90 度，左腳打直，雙手互握；右腳用力向下踢床，同時雙手從右上方往左下方甩。

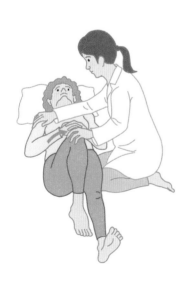 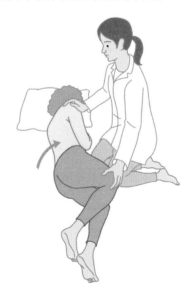

下肢翻身法翻向身體右側時

在正躺下、左腳抬高跨向右邊，可直接帶動身體轉向右側。

下肢翻身法翻向身體左側時

在正躺下、右腳抬高跨向左邊，可直接帶動身體轉向左側。

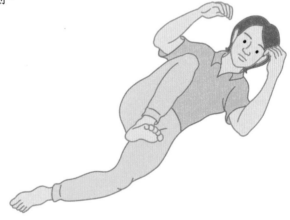

🔵 根據病友的年紀、腰椎是否有受過傷及平時運動的習慣，每人能做出動作的完整性不一定一樣。練習時盡量做出完整的動作，姿勢盡量標準，且動作做到越大越好。

第七章
坐與站的平衡運動

文／黃正雅

平衡為動作基石

　　星期四的午後，李奶奶來到醫院神經部的巴金森中心，準備來參加病友團體分享會。

　　68 歲的李奶奶是巴金森氏症第 2 期病友，雖然老伴去世、子女都在國外，平時得獨力處理日常生活大小事，但仍有著很開朗的個性，且熱愛參與病友活動，尤其上個月加入太極拳班後，認識了更多新朋友，心情精神都更好了。

　　在等待分享會開始的時間，王先生也陪著王太太進來了，王太太是個個性較內向的人，目前疾病狀況為第 3 期，進來後安靜地坐在角落。王先生跟李奶奶打招呼後就聊起天了，閒談間王先生苦惱地說：「最近我太太的平衡感覺較以前差了，昨天煮飯時想拿櫃子上的醬油，差點跌倒，幸好我在旁邊趕快扶著她，真是嚇出我

一身冷汗！」

王太太在旁邊小聲抗議著：「沒你說的那麼嚴重啦，是因為櫃子太高，我才需要踮腳尖，才能搆得到醬油啦！」

李奶奶趕緊告訴王太太：「安全的環境對平衡是很重要喔，上次我聽物理治療師演講的時候，她有講到，在廚房裡，應該要把常用的物品放在容易拿到的地方，避免把東西放在需彎腰或踮起腳才能拿到的位置，這樣才安全呢！」

「李奶奶有很認真聽演講喔！」剛進會場的物理治療師笑著稱讚李奶奶。

王先生轉頭問治療師：「請問除了放東西的高度，還有其他要注意的地方嗎？」

「良好的室內照明也是很重要喔，例如電燈的開關，要設置在房間門口和床的附近，才不會因為太暗而跌倒了；而且啊，在浴室內的浴缸、蓮蓬頭及馬桶周圍裝置把手，在需要時可以扶著扶手維持平衡。但還有更重要的，是要藉由適當的運動，來增強自己的平衡能力，才是更積極的處理方式。像我們病友的太極拳班，

也都是很不錯的選擇，有許多研究證實練習太極拳，對平衡是有很大幫助呢！」

李奶奶聽到運動二字，很興奮的跟王太太說：「真的耶，我去上太極拳班後，覺得平衡有好一些，王太太妳也一起來吧！」

王太太有些躊躇：「不行啦，我完全沒有打太極拳的基礎，而且感覺太極拳好難啊，我可能一站不穩就跌倒了。」

「別擔心，太極拳班都是病友，所以動作都是特別設計過的，而且如果擔心站著容易跌倒，也有坐式太極班啊，可以坐著練習打太極拳喔。我們有個病友阿喜伯已經第4期了，也參加坐式太極拳班呢！」李奶奶說得好熱心。

王先生也幫著腔：「就是啊，我們先請治療師教幾個適合妳的運動，可以在家裡練習的，我也陪妳去太極拳班，就當作是交朋友也很好啊，不然妳一直待在家裡，也是很無聊的。」聽先生這樣說，王太太終於點頭同意。

「王太太妳真是幸福呢！有這麼體貼的好先生。我

來教一些適合妳們的平衡運動，回家要努力練習喔，下次再來跟大家分享練習的成果」。治療師鼓勵著王太太。

平衡能力包含坐姿與站姿的平衡能力

一般而言，平衡能力包含坐姿下的平衡能力與站立姿勢的平衡能力，且又可再分為靜態平衡與動態平衡。例如：僅坐在椅子上不做其他動作，維持穩定坐姿屬於「靜態坐姿平衡」；王太太在煮飯時伸手去搆櫃子上的醬油，需要的則是「動態站立平衡」的能力。

巴金森氏症病友的各項平衡運動，原則上每項動作以重複 10 下為一回合，每天可分段完成 3 回合運動。若依照以上運動強度，會感覺肌肉過於疲憊或有疼痛情況，可適當降低重複次數，以 6-7 下為一回合或降低總回合數。

因平衡運動一般不須耗費太多體力，因此每天都可執行，若覺得每天執行會過於疲勞、影響精神，可兩天

做一次平衡運動(做一天、休息一天)。此外，請依自身體力、是否有其他慢性病、是否是第一次做該運動等做調整。若降低運動強度後仍有疲憊與疼痛感，請諮詢您的物理治療師，以訂定適合您的平衡訓練運動。

　　以下介紹的平衡運動，分坐姿與站姿介紹，坐姿平衡運動一般而言第 1-4 期的病友都可執行，執行時請病友坐在穩定無輪子的椅子上；而站姿平衡運動因需要獨立站立的能力，較適合第 1-2.5 期的病友。第 3 期的病友可依自己的狀況選擇適合的站姿平衡訓練。

　　平衡訓練剛開始可由動作幅度小、速度慢、站立時兩腳間距離稍寬的情況開始，當欲增加動作難度時，再將動作幅度加大、速度加快、兩腳漸併攏。若在運動項目的選擇上有疑慮，請諮詢您的物理治療師，讓治療師幫忙選擇安全又有效的平衡訓練方式。

四面八方的坐姿平衡訓練

　　可穩定坐在椅子上對日常生活來說是件重要的事，因為吃飯、閱讀、寫字等日常生活活動常都是在坐姿下進行。由於對巴金森氏症病友來說，動態坐姿平衡能力比起靜態平衡能力受到更大影響，因此本章的坐姿訓練會著重在坐姿時，練習上肢與軀幹往不同方向做動作，亦即為動態坐姿平衡的訓練。

坐姿身體旋轉運動

　　此運動可由右下至左上、或左下至右上來執行動作。坐於穩定且有椅背的椅子上，若為右下至左上動作，雙手先置於右側腰際，右手握住左手手腕處。雙手同時向左上方舉起，伴隨軀幹向左旋轉。動作過程中視線保持注視雙手，旋轉至自己最大角度後，再慢慢回到

起始位置。回正後再執行左下至右上方向的動作。

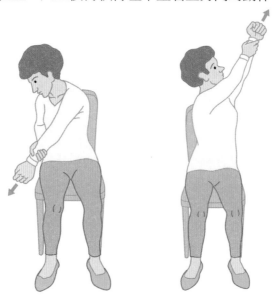

坐姿軀幹前伸運動

1 坐於穩定、無輪子的椅子上，維持上半身挺直，雙
手交握平舉於胸前，拳頭距離牆壁約 15-30 公分
(可先由 15 公分練習起，動作熟練後再增加至 30
公分)。於拳頭對應至牆壁處作一標記，且分別於
標記上方、左方及右方距離30 公分處各作一標記。

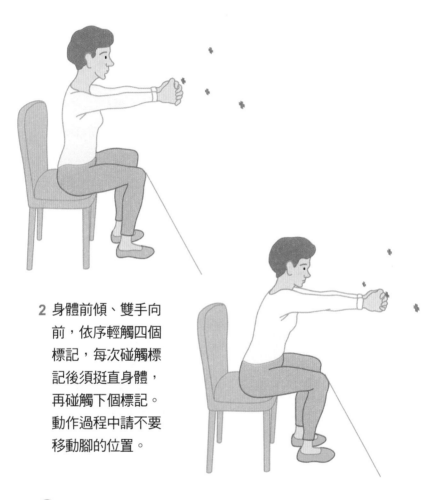

2 身體前傾、雙手向
前，依序輕觸四個
標記，每次碰觸標
記後須挺直身體，
再碰觸下個標記。
動作過程中請不要
移動腳的位置。

🔊 標記間的距離請依個人平衡能力而調整。訓練初期可
先重複觸碰在同一個點上（動作較簡單），當可輕鬆
完成該動作後，便可依序觸碰四個標記(動作較困難)。

坐姿軀幹側伸運動

病友坐於穩定、無輪子的椅子上，維持上半身挺直，雙手向左右兩側平舉；照顧者持一目標物於病友右側，距離病友的手約 5-10 公分。請病友將上半身向右傾斜，動作過程中需維持雙手水平於地面，當手碰觸到目標物後，再回到起始位置。左右兩側方向皆可練習。

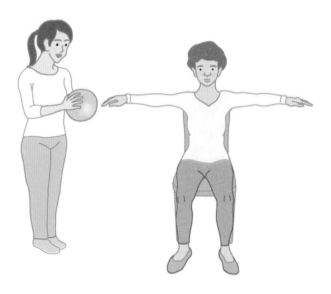

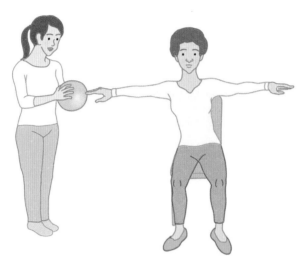

🔊 目標物距病友手部的距離可依病友平衡能力調整。
　　且動作過程中需保持雙手水平於地面、勿過於傾斜
　　身體，以免有跌倒風險。

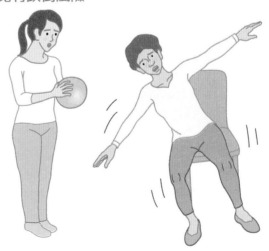

定點踢球運動

病友坐於穩定、無輪子的椅子上，前方約 50-60 公分處放一紙箱。照顧者將球置於病友的腳前方，請病友將球踢入前方紙箱。紙箱距離可依病友能力調整，且兩腳皆可練習。

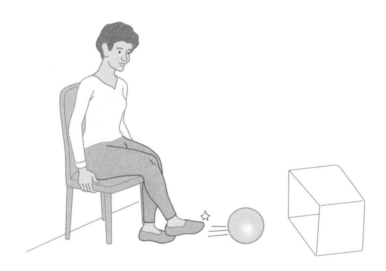

互動踢球運動

　　病友坐於穩定、無輪子的椅子上，由照顧者將球滾向病友，病友再將球踢回給照顧者，動作中病友需依球滾動的方向使用左腳或右腳踢球。

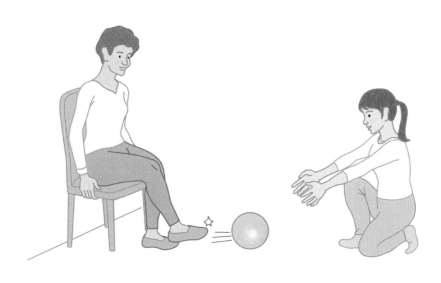

　🔊 因踢球時需抬起一腳，第 4 期的病友請坐於有扶手的椅子較為安全。

善用外在目標訓練站姿平衡

良好的站立平衡能力是行走安全先決條件，病友在練習時旁邊需有穩固家具，萬一喪失平衡可及時安全扶穩。

站姿身體旋轉運動

在牆角的兩側牆面各貼上一個標記，標記高度約為自己的鼻尖高度。雙腳與肩同寬、自然站立背對牆角，旋轉身體至看得到左側與右側目標，動作過程中手自然擺動。

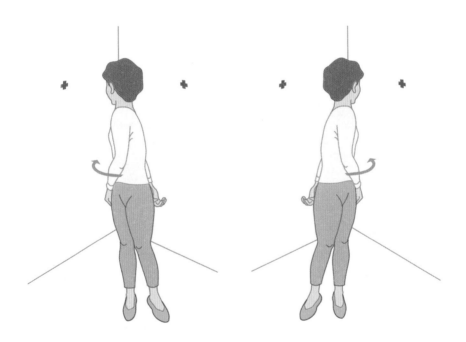

🔊 轉動幅度可由小至大練習。

站姿軀幹前伸運動

1 面向牆面、雙腳與肩同寬站立，雙手交握平舉向前
　伸直，拳頭輕觸牆面。於此牆面位置作一標記，再
　分別於該標記上方、左方及右方距離 30 公分處各
　作一標記。

2 由原來的站立位置後退一步。

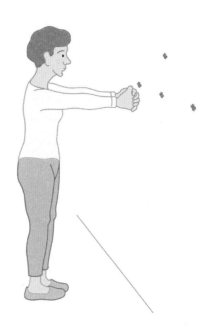

3 身體前傾、雙手向前，依序輕觸四個標記，每次碰
觸後須挺直身體，再碰觸下個標記。動作過程中請
不要移動腳的位置。

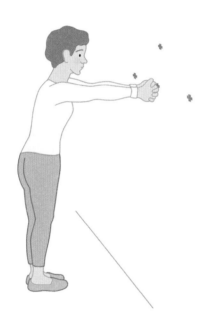

🔊 標記間的距離與軀幹前伸距離，請依個人平衡能力
而調整。若欲增加難度可於雙腳微微併攏下執行動
作。訓練初期可先重複觸碰在同一個點上（動作較
簡單），當可輕鬆完成該動作後，便可依序觸碰四
個標記（動作較困難）。

單腳點擊目標運動

　　先於地面貼三個標記 (左、中、右)，三個標記呈一直線，且相隔約 30 公分。請病友站立於中間標記正後方約 30 公分處，右腳依序輕踏三個標記，每次輕踏標記後須將腳收回到起始位置，站正後再輕踏下個標記。左右腳分別練習。

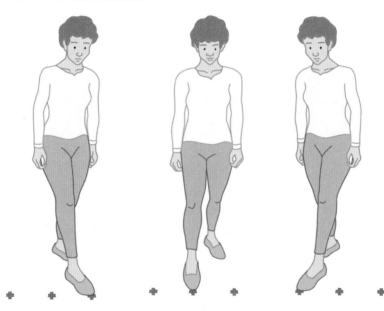

🔊 標記間的距離請依個人平衡能力而調整。

側向跨步運動

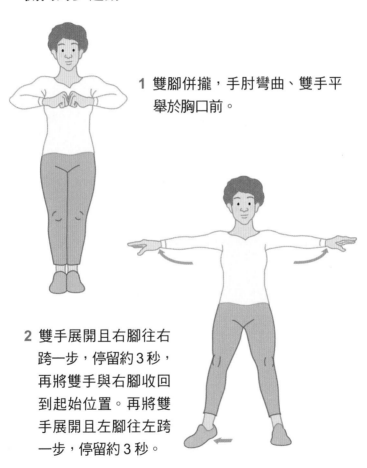

1 雙腳併攏，手肘彎曲、雙手平舉於胸口前。

2 雙手展開且右腳往右跨一步，停留約3秒，再將雙手與右腳收回到起始位置。再將雙手展開且左腳往左跨一步，停留約3秒。

🔊 側跨步距離請依個人平衡能力而調整。

丟接球運動

請病友於站姿下與照顧者進行丟接球動作，過程中需保持身體穩定。

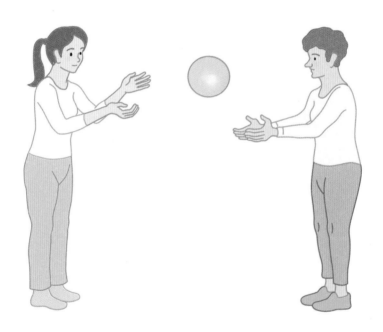

🔊 請照顧者注意丟球力道、速度與方向，避免病友來不及反應而有跌倒風險。

第八章
行走運動

文／黃正雅

多走多動好福氣

　　今天是巴金森氏症病友舞蹈班的成果發表會，班長陳大姐正熱情的招呼大家。吳先生扶著媽媽阿滿姨緩慢地走進會場，阿滿姨是位巴金森氏症 2.5 期的患者，與兒子媳婦同住在台北市某三樓公寓，由於公寓沒有電梯設備，阿滿姨出門時上下樓需要爬樓梯。

　　看著阿滿姨走路一拐一跛的，陳大姐趕緊上前去關心：「阿滿姨啊，您這是怎麼啦，腳痛啊？」

　　「唉，前幾天我要去倒垃圾的時候，因為怕來不及趕上垃圾車，我就用跑的，沒想到跑沒幾步就覺得身體一直向前衝，停也停不下來，結果就跌倒了，右腳擦傷比較嚴重，膝蓋也腫起來了，現在連出門要上下樓梯都有困難啊！」

　　吳先生心疼的說：「媽，跟您說過不要用跑的就不

聽，很危險的，幸好當時沒別的車經過，不然被撞到怎麼辦？」

「這個問題我有聽別的病友提過，說走路時越走越快、停不下來。走路的問題真的是很令人困擾。這樣吧，您先趕緊坐下準備看表演，下週六上午中心有邀請物理治療師來演講巴金森氏症的行走訓練，我們再一起去聽演講吧。」陳大姐提議。

一個禮拜後，阿滿姨的腳好了許多，已經不需要兒子的攙扶、可以自行慢慢走路了。演講一開始，治療師先詢問病友們：「大家遭遇過什麼行走的問題呢？」

阿滿姨趕緊舉手講述自己的情況，講完後李伯伯也舉手：「我也有行走問題！我現在是巴金森氏症第 3 期，走路的時候有時候會覺得腳黏在地上，怎麼抬都抬不起來，尤其在藥效快沒有的時候更明顯，我女兒來拉我還拉不動！請問出現這種狀況該怎麼辦？」

「行走功能的異常，是巴金森氏症患者常會出現的問題。」治療師解釋：「阿滿姨剛提到的問題，是我們常說的小碎步，主要是每一步跨出去的距離太短而且雙腳抬得不夠高，但因為跑步時身體會向前傾，所以拉不

住身體重心，就會向前跌倒。而李伯伯講的，叫『凍凝步態』，出現的時候會覺得身體被定住了，無法移動腳步，尤其在走路起步、轉彎的時候，或是擁擠和緊張的情況時，會更容易出現。」

阿滿姨又問：「我之前有聽說，巴金森氏症病人不能一心二用，不能邊走路邊做其他事情，是這樣嗎？」

治療師回答：「您提到一個重點了，一心二用講的就是同時做兩件事的情況。這種情況所需耗費的注意力較大，也比較容易影響平衡。大家可以回家觀察看看，會不會走路的時候若要講話，就必須要停下來，講完才能繼續走，如果出現這種情況，可能邊走路邊做其他事情的能力就較差了，但其實這種能力是可以藉由適當的運動訓練來加強的。」

病友們聽到行走能力是可以加強的，紛紛要求治療師趕緊教大家行走的運動訓練方式。

適合巴金森氏症病友的各項行走運動，原則上每項

動作以重複 **10** 下為一回合，每天可分段完成 **3** 回合運動，每天都可執行。若依照運動強度會感覺肌肉過於疲憊，或有疼痛情況，可適當降低重複次數，以 **6-7** 下為一回合，或減少回合數，或兩天做一次 (做一天、休息一天)。

　　請依自身體力、是否有其他慢性病、是否是第一次做該運動等做調整。若降低運動強度後仍有疲憊與疼痛感，請諮詢物理治療師，以訂定適合您個人的行走訓練運動。

　　一般而言，第 1-2.5 期的病友應可自行進行下列的行走運動；第 3 期的病友請衡量自身平衡能力，選擇適當的行走運動訓練；若為第 4 期病友，可能需使用適當輔具才能安全的執行行走訓練。且練習時，旁邊需有牆面或固定物體，如：穩固的桌子或櫃子，以免身體有不穩定情況發生時可趕緊扶牆面或物體。若對自身情況有疑慮的病友，在執行行走運動前，請先諮詢您的物理治療師確保動作的安全性。

重心轉移是行走的基本要件

　　進行行走運動前，可先做有「暖身」作用的站姿身體旋轉運動 (請參考第 184 頁)，可先幫助身體放鬆，以利行走運動的進行。

重心前後轉移運動

　　雙腳一前一後自然站立，請病友先將身體重量移至前腳，此時後腳腳跟須微微離地，維持 5 秒。將身體回正到原始位置，再請病友將身體重量移至後腳，此時前腳腳尖須微微離地，維持 5 秒再將身體回正。

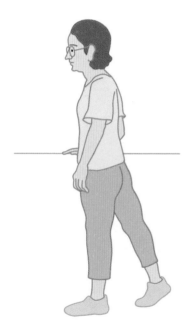
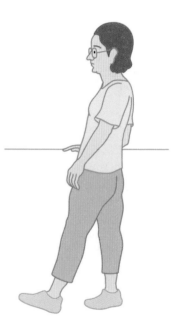

重心左右轉移運動

　　雙腳與肩同寬站立，先將身體重量移至右腳，感覺左腳微微離地，維持 5 秒。再將重量轉移至左腳，感覺右腳微微離地，維持 5 秒。

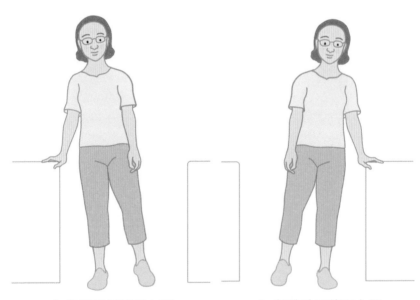

↑ 身體重量移至右腳。　　　　↑ 身體重量移至左腳。

🔊 動作過程中盡量維持上半身直立，不要過度側彎，動作熟練後可連續規律左右搖擺（不用停留 5 秒）。

踏步運動

◎ 原地踏步運動

雙腳與肩同寬站立,原地左右交替踏步,並維持雙手自然擺動,譬如:右手與左腳同時抬起。一次左右踏步共 20 下,可視自身狀況做調整;踏步時腳掌須完全離地,周遭勿擺放容易絆倒之物品。初期訓練時腳離地的高度可稍低,動作熟練後可抬高腳離地的高度。

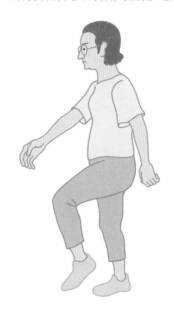

◎ 多方向踏步運動

1 此運動可利用家中磁磚格線做練習，若無磁磚可用
絕緣膠帶在地上貼出線條，貼出如下圖般的格線。
再請病友雙腳與肩同寬站立，站在如下圖中的位
置。

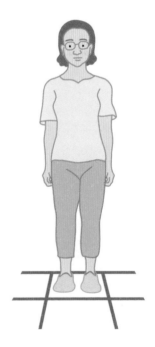

2 一腳站穩、另腳跨出踏入其他方格中。以左腳踏出
為例：左腳依次踏入前方 (1 號格)、側方 (2 號格)、
斜前方 (3 號格) 中，每次踏出須將身體重量轉移至
左腳，使右腳腳跟可微微離地。每次踏出後須回到
起始位置，再踏往下一格。

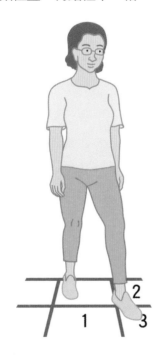

🔊 請衡量自身站立時的平衡能力，不要將腳跨過對側
身體，例如請不要將右腳跨到左前方的方格中。

行走時的注意事項與練習方式

◎ 向前大步行走

橫線練習法：利用顏色鮮豔的絕緣膠帶在地板貼出橫線，練習走路時踏在橫線上。因每位病友病情不同，橫線間距離的設定請詢問您的物理治療師，由治療師為您選擇最適合的距離。

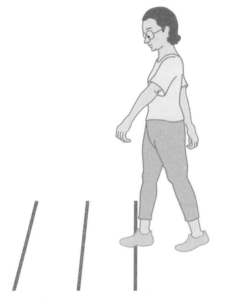

心理計算法：

計算好練習空間的距離長度，設定需幾步走完該距離，於行走時默數步數，盡力使步數與距離相符。欲利用心理計算法練習行走前，請先告知物理治療師練習的距離長度，由治療師依您的狀況設定步數。

🔊 行走時盡量跨大步走、腳抬高、手自然擺動，避免鞋子與地面產生摩擦聲。

◎ 轉彎

請在安全的平地做練習，先練習大轉彎，再練習小轉彎。動作前可先看著轉彎處、想像轉彎動作，且進行轉彎時也須將腳抬高。

小轉彎：

在地上貼十字，練習時步伐皆落在十字格中。練習左轉時，請先跨出左腳（下圖左圖），再將右腳跨入同一格中，站穩後，再將左腳跨入下一格（下圖右圖）。練習右轉時，則是先跨出右腳。

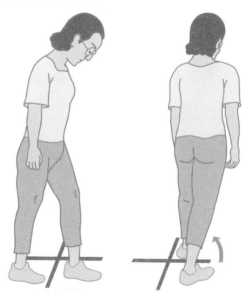

大轉彎：

在地上以放射狀貼法貼橫線，使呈一個轉彎形狀，
請病友跨過線行走。

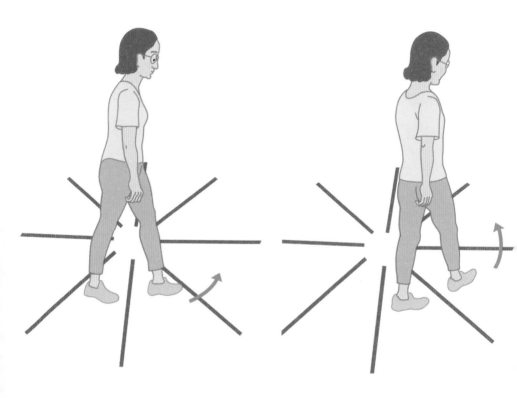

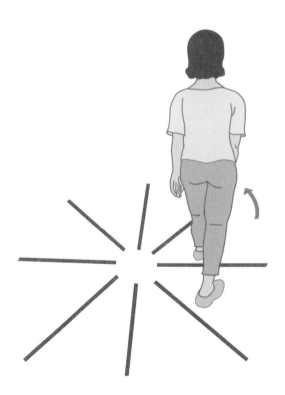

◎ 跨越障礙物

請在安全的平地做練習，利用報紙捲模擬障礙物，報紙捲的厚度可依自身能力做調整。練習時在地上擺放數捲報紙捲，於行走時將腳抬高跨越報紙捲。

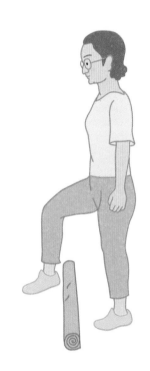

◎ 一心二用的行走

日常生活中不乏一心二用的情境 (也可稱為雙重作業情境)，例如邊走路邊講話或拿東西都屬於雙重作業情境，挑戰了巴金森氏症病友的注意力轉移能力。初階練習時請在安全的平地練習，行走時盡量跨大步走穩，並試著與陪伴的人說話、聊天。

　　行走時記得腳抬高，不要有鞋子與地面的摩擦聲、手自然擺動。進階練習時，可於行走時與照顧者練習傳遞物品，如：水瓶、毛巾，或是在行走時雙手端一盆水（水的多寡可依自身能力調整），增加練習難度。

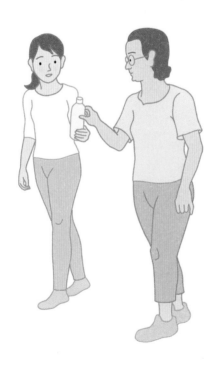

🔊 利用雙重作業訓練可增加平衡、行走與認知能力，
　　但練習時須注意安全，以有照護者陪伴為佳。

◎ 上下樓梯：好腳上天堂、壞腳下地獄

上下樓梯需在有扶手的樓梯做練習，請病友先感受自己是否有單側腳較無力，若有請依「好腳上天堂、壞腳下地獄」的口訣練習。若兩側腳的肌力差不多，則可自行選擇先後動作的腳。下圖所示為右腳肌力較佳、左腳肌力較差的案例。

上樓梯

1 兩腳與肩同寬站
在樓梯底端、手
握扶手。

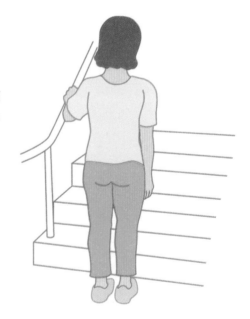

2 較有力的腳先踏上樓梯，較無力的腳再踏上同一階。

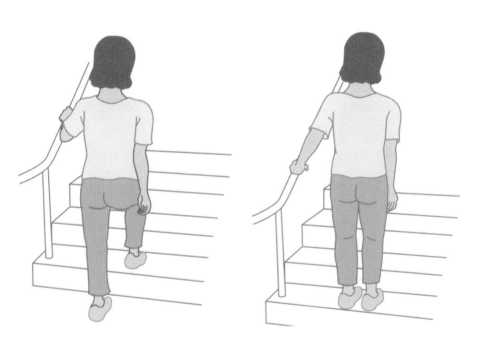

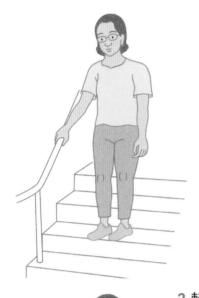

下樓梯

1 兩腳與肩同寬站在樓梯
上、手握扶手。

2 較無力腳先踏下樓梯，較有力的
腳再踏到同一階。

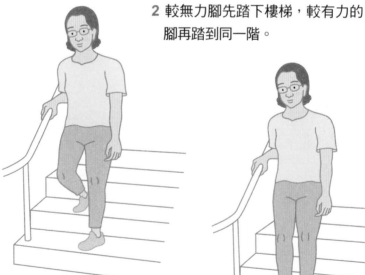

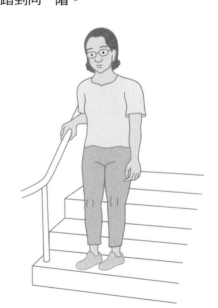

脫離「凍凝步態」的泥沼

凍凝步態出現時，病友會覺得腳黏在地面、身體被定住，無法移動腳步，尤其在走路起步、轉彎時，或是在擁擠和緊張的情況更容易出現。

凍凝步態可能出現在任何一時期的病友，當出現凍凝步態時，照顧者「切勿強行拉動」病友，不僅容易使病友受傷，也可能會造成跌倒。出現凍凝步態時，首先應停止動作、緩慢深呼吸、冷靜而不要緊張，再依照下列步驟處理：

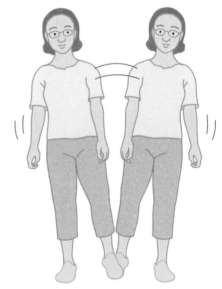

1 先在腦中模擬跨步動作，並善用感覺與注意力提示，如利用聲音提示 (數出節拍 1 、 2 、 3 、 4……) ，於數節拍時搭配身體左右規律擺動、協助重心左右轉移。

2 眼睛看著前方某項物體作為目標，想著要走往目標。
或是看著地上的斑馬線、磁磚接縫等橫線，想著要跨
過橫線。

3 當身體左右規律擺動幅度漸大時，可於身體重量移置
其中一腳時，抬起另一腳跨出第一步（如身體搖晃至
右側時，將左腳抬起），即可解除凍凝步態。

🔊 身體重心轉移是解除凍凝步態的首要因素，因此在
進行身體左右擺動的動作時，擺動幅度需夠大，才
容易帶動重心轉移。

第九章
改善手臂與手指功能的運動

文／黃小玲、李亞芸

雙手靈活
改善手臂功能的運動

　　陳阿姨進治療室後想要脫掉身上被雨淋濕的外套，但花了一段時間，陳阿姨才解開第一顆鈕釦。為了擔心陳阿姨感冒，家人急忙幫她解開剩下的鈕釦，並將外套脫掉。

　　治療師詢問陳阿姨最希望改善什麼問題？

　　陳阿姨說：「我右手常常都很僵硬，甚至縮在一起打不開，所以很多以前覺得很簡單的穿衣、刷牙等活動，現在都覺得困難重重，手都不聽自己的話，實在覺得很沮喪，整天心情都不好。」

　　退休前是秘書的陳阿姨，每天都需要處理很多行政事務，例如：接打電話、編寫資料、電腦輸入等。最近因為巴金森氏症的關係，陳阿姨已經無法像以前一樣靈活的敲打鍵盤、書寫文字，而日常生活中也因為肢體的

僵硬不靈活，無法將毛巾擰乾，也常常因為控制力不好，電視遙控器的按鍵按不準而乾脆放棄看電視。

　　治療師幫陳阿姨設計了每天在家可以做的雙手活動，並提醒陳阿姨，每天可在服藥 1-2 小時後，身體狀況較好時，放著音樂、跟著節拍，專心的做運動 20-30 分鐘；若當天體力較差，則可借助桌椅或他人的協助做比較簡單不費力的運動，時間也可縮短，千萬不要逞強。

　　找個穩定的桌椅，坐下 → 調整呼吸，放鬆心情，身體自然也會跟著放鬆 → 想一下要做的動作順序 → 進行運動。

　　先做「放鬆伸展」的運動 → 再做「肌耐力運動」或「協調性活動」→ 最後再重複「放鬆伸展」的運動 。

　　每日早晚運動各一回合，可依當日體力狀況、是否有其他慢性病、是否是第一次做該運動等調整運動強度或次數。記錄每日所做運動種類、時間；可預作表格，有做就打勾，方便長期追蹤及了解運動狀態。

雙手放鬆伸展運動

◎ 雙手向前慢慢伸展

　　坐穩於餐桌或書桌前，播放柔和的輕音樂，放鬆心情，將雙手輕輕交握舉起放在桌上，慢慢將雙手往前伸到最直，伸到自己可達最大角度即可。停 10 秒，再慢慢將雙手收回至胸前，重複 10 次。

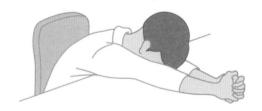

◎ 雙手向兩側慢慢伸展

坐著先欣賞音樂 1 分鐘,並調整呼吸。兩手手心向下,平放桌上,慢慢將兩手沿著桌面向左右兩邊打開伸至最直(伸直到自己可達最大角度即可),停 10秒,慢慢將雙手收回至胸前,重複 10 次。

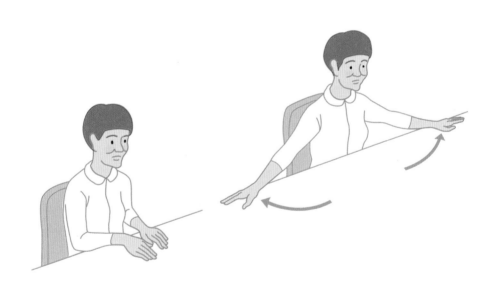

雙手肌耐力運動

◎ 雙手向前伸及側伸肌耐力運動

坐於有靠背的椅子上，播放輕鬆、節奏清楚的音樂。

準備姿勢：

1 手肘彎曲雙手握拳放
在身體兩側。

2 將兩手往前伸直，
五指打開。

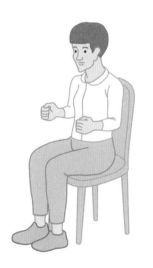

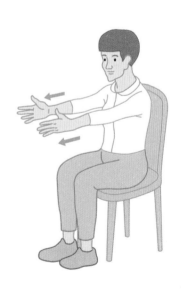

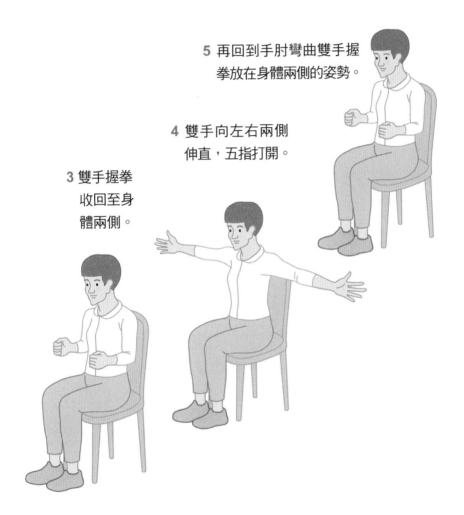

5 再回到手肘彎曲雙手握拳放在身體兩側的姿勢。

4 雙手向左右兩側伸直，五指打開。

3 雙手握拳收回至身體兩側。

🔊 每個動作 2 拍，共 8 拍，可以跟著音樂的節奏，也可以自己數 1、2、3、4、5、6、7、8；重複 20 次。

雙手協調性運動

◎ 雙手手心向上向下抬起轉動

先坐著休息，欣賞音樂 1 分鐘，並調整呼吸。一手手心向下，一手手心向上，平放大腿上，跟著音樂節拍將雙手抬起翻成手心向上（或下），再翻回手心向下（或上），重複 20 次。切記雙手前臂不要貼在大腿上或在大腿上滾動。

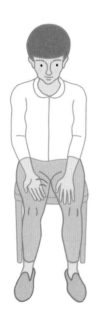
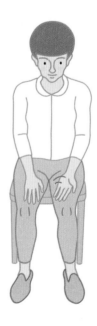

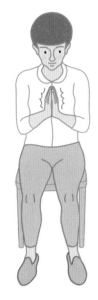

◎ 雙手跟著音樂打拍子，
　拍大腿或拍手

平放大腿上，跟著音樂節奏將雙手抬起再拍在大腿上或雙手合掌打拍子，重複 20 次。

◎ 握盒子打開及互碰活動

坐於餐桌或書桌前，雙手各輕握一盒子，大小以單手可輕鬆握住即可，慢慢將雙手往左右兩邊移開，再慢慢往中間靠近讓兩盒子對準互碰，重複 20 次。

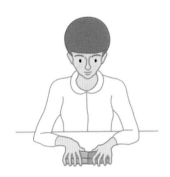

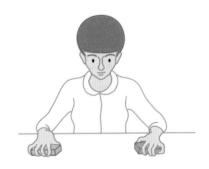

◎ 雙手疊積木活動

穩坐於桌前，雙手各輕拿一小積木（或象棋棋子或小盒子等），慢慢用雙手交替的方式將積木一個一個疊高（以不倒為原則），休息 30 秒，再慢慢用雙手交替，將積木一個一個拿下來。一開始練習時，可先用較大塊的積木練習，等愈來愈熟練後再逐漸練習較小的積木。

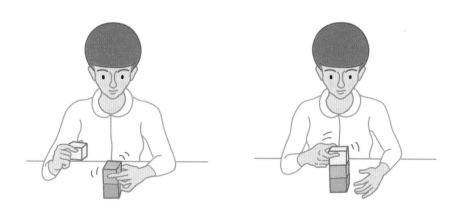

◎ 手指沿線條移動活動

於桌前坐穩，左手扶著畫有線條（直線、曲線、三角形、圓形等均可）的白紙，右手食指放在線上並沿著線條移動至線條另一端，再依原路線返回，之後依序用中指、無名指、小指各做一次。右手做完，換左手手指重複一次。

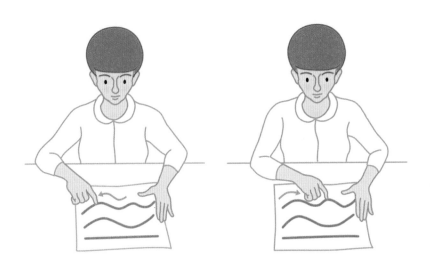

◎ 依花色排列紙牌活動

坐於餐桌或書桌前，左手握一疊撲克牌，右手每次翻開一張紙牌，並依花色將紙牌排成 4 排，完成後用雙手收牌、洗牌，換成右手握牌，左手翻牌，再重複一次。

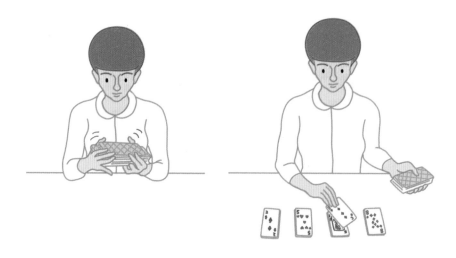

雙手協調的活動，可選擇自己喜歡的活動或在家裡比較容易做到的活動，這樣一來比較容易持續，二來比較能概化運用到穿衣、吃飯等日常活動中。放點柔和的音樂有助僵硬肌肉的放鬆。

彈指神功
改善手指功能的運動

　　廖阿姨坐在治療桌旁，一直用左手捧著右手說：「最近右手常常會縮在一起打不開，或者僵硬不聽使喚。日常生活中也因為手部的不靈活，無法流暢的寫字，吃飯時用湯匙舀食物還容易掉，常常讓我覺得很尷尬，時間久了就不想跟別人同桌吃飯，間接影響到跟家人與親友之間的互動。所以想請教治療師，有沒有針對手部的運動可以教？讓手指可以靈活一點。」

　　治療師幫阿姨做了一些手部的檢查，發現廖阿姨除了右手的手指及手掌處有攣縮，手部的肌力也有不足，加上手部的協調不佳造成日常活動的困難。針對攣縮的問題，治療師教廖阿姨進行了一些手部放鬆伸展運動及手指頭運動。針對手部協調不佳及肌耐力不足的問題，治療師再教了廖阿姨一系列的手部協調及

肌耐力訓練的運動，並請她回家後練習，每天早上跟下午各練習一回合，每回合運動時，時間不用長，但一定要專心，有意識地練習每個動作，這樣練習的效果比較好！

回家練習的步驟

先調整呼吸，放鬆心情 → 練習手部放鬆伸展運動 → 練習手指頭關節運動 → 練習手指協調運動 → 練習手指肌耐力運動 → 最後再做一次手指放鬆伸展運動。

以下運動適合巴金森氏症 1 至 4 期的病友練習。

找個穩定的桌椅，坐下 → 調整呼吸，放鬆心情，身體自然也會跟著放鬆 → 想一下要做的動作順序 → 進行運動。

先做「手部放鬆伸展」的運動 → 再做「手指頭關節運動」→ 練習「手指協調運動」→ 練習「手指肌耐力運動」→ 最後再重複「手指放鬆伸展」的運動。

　　每項運動建議一回合做 **10-15** 下，每日早晚運動一回合。可依當日體力狀況、是否有其他慢性病、是否是第一次做該運動等調整運動強度或次數。

　　記錄每日所做運動種類、時間（可預作表格，有做就打勾），方便長期追蹤及了解運動狀態。

手部放鬆伸展運動

　　站姿下，將攣縮手指撐開置於桌上，用身體的力量將手掌及手指頭撐開；也可採坐姿，將攣縮手指撐開放在椅子上。將手撐開時，注意手肘是打直的。每次撐的時間持續20-30 秒。

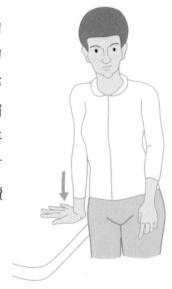

手指頭關節運動

◎ 手指全開、全合關節運動

左右手輪流練習五指全開及五指全合的動作。每次都將動作做到最大，例如：手指打到最開，打最開後再將手指握到最緊（個人自覺的最開最緊即可）等。

◎ 手指伸直彎曲關節運動

五根手指頭用力撐直向後。再將五根手指頭呈現爪狀彎曲，指關節彎曲 90 度，再整隻手用力握拳；重複此三步驟。

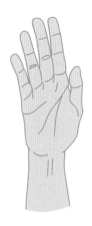 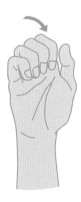 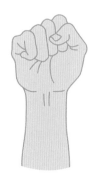

手指協調運動

◎ 手指比數字協調運動

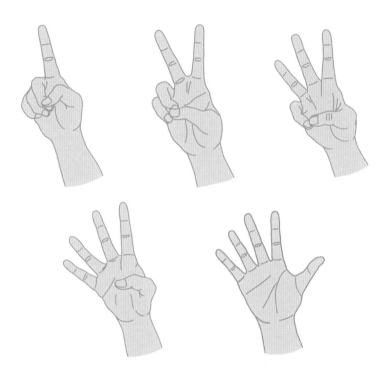

　　左右手輪流練習用手指比出 1、2、3、4、5、4、3、2、1……每次都盡量將動作做到最大，例如：手指打到最開，手指握到最緊等。

◎ 手指猜拳協調運動

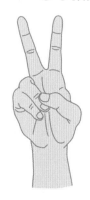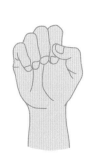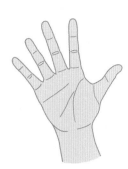

　　左右手輪流練習猜拳的剪刀、石頭、布動作。每次都將動作做到最大，例如：手指打到最開，手指握到最緊等。

◎ 手指靈活性協調運動

　　把手掌平貼放在桌上，把大拇指慢慢抬起來再慢慢放下，過程中手掌不要抬離桌面。依序換成食指、中指、無名指、小指。

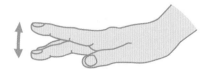

手指肌耐力運動

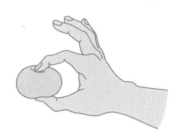

◎ 彈力球手指肌耐力運動

用食指指腹跟大拇指指腹
捏著彈力球或軟球。用力捏球，好像要兩隻手指碰到
對方一樣，向下壓時盡量控制手不抖，若手指頭抖動
很厲害時表示控制力較不佳，可先放鬆一點不要壓那
麼用力，維持 3 秒再放開。依序換中指對大拇指、無
名指對大拇指及小指對大拇指，重複練習。

◎ 剪刀指肌耐力運動

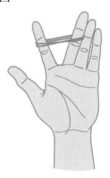

把橡皮筋套在兩隻相鄰的手指
上，用力把手指撐到最開，像打開剪
刀那樣。維持 10 秒，然後放鬆。

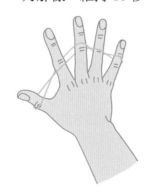

◎ 五指橡皮筋肌耐力運動

橡皮筋把每一根手指頭都圈
起來。用力把手指撐到最開。 維
持 10 秒，然後放鬆，再重複。

◎ 雙手擰毛巾肌耐力運動

　　將毛巾對折，使毛巾縮短加粗，雙手握緊毛巾兩端。右手背面朝上使手腕轉動，左手亦同時手心朝下使手腕轉動，兩手相反方向使力扭轉，並維持最大施力 3 秒鐘。恢復起始姿勢，以此動作為循環，反覆進行。再換成左手背面朝上使手腕轉動，右手亦同時手心朝下使手腕轉動，兩手相反方向使力扭轉，並維持最大施力 3 秒鐘。緩緩恢復起始姿勢，再重複。

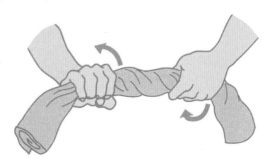

第十章

行動輔具的正確選擇與使用

文／陸哲駒

醫療用的輔具是醫療器材

　　吳老師推著他坐輪椅的父親過來，吳老先生一年前有來找過治療師一次，當時吳老先生被診斷出來有巴金森氏症，不過還算輕微，只是沒想到一年的時間，怎麼坐輪椅過來了。

　　「我爸爸前一陣子突然跌倒，全家人都嚇到了，還好只有一些小皮肉傷。不過這一跌，我爸爸自己也不敢去散步，我媽也只叫他在家中休息就好。我看這也不是辦法，趁今天去神經科回診，請醫師開了轉介單來你這裡，請幫忙看一下我父親，有什麼物理治療可以做的？」吳老師有些擔心地問治療師。

　　經過仔細評估，發現吳老先生在行走時有些動作起始困難，平衡能力也受了一些影響。因此先針對這些問題擬定了一些可以進行的運動方案。然後拿了一

根治療室的拐杖，開始帶吳老先生練習行走。治療師
發現其實吳老先生有能力可以自行從坐姿站起來，也
可以用一般手杖行走。

「吳伯伯，您從坐姿站起來，用手杖行走的功能
還算不錯呀，下次來找治療師時就用拐杖走好不好？
不要再坐輪椅了。」

吳老先生一開始還不大習慣用拐杖，但是一會兒
的工夫，就走得不錯。細心的吳老師問治療師：「謝謝
你的幫忙，我想再買一支拐杖放在車上，給我父親備
用，有什麼特別要注意的嗎？」

醫療器材，是要有政府許可才可以販賣

「其實醫療用的拐杖算是醫療器材，所以是有政
府的許可才可以販賣。」

在購買前，先注意要買的拐杖是不是有「衛生福利
部的許可字號」；醫療用手杖所使用的材質較粗，而且

可以調節高低、在底端有防滑的設計，使用起來才安全。

　　「那市面上賣的那種可以當拐杖的傘，老人家出門就不用另外帶傘，也算方便，可不可以替代拐杖用呢？」吳老師問。

　　「那下雨怎麼辦？是要拿來拄地幫忙走路好？還是打開來擋雨好？」治療師反問吳老師。

　　這類拐杖傘，除了關鍵時刻會不知如何運用外，主要的問題，還是大部分拐杖傘都不是醫療用途，也並沒有衛福部的核可，使用在病友身上的風險很大，建議不要使用。

　　「還有什麼輔具，是可以幫助巴金森氏症病友安全的行走呢？」吳老師又問。

　　「其實可以幫助病友的輔具有非常多種，就協助病友行走與活動的輔具，包括了拐杖、助行器，以及

輪椅。當剛開始有行走障礙時，可能一支拐杖就可以協助病友行走，防止病友跌倒；當病程進一步發展，可能平衡能力與行動能力受到進一步的限制，這時病友可能需要助行器的幫助，才能走得比較平穩安全。當病程進展到病友只能進行短距離行走時，輪椅就比較能滿足他們行動的需求。」

輔具的選用必須要依照病友的身體狀況、居家環境、以及病友與家人的需求一併考量，要考量的範圍還不小。最好病友能諮詢物理治療師，請物理治療師協助選取最合用的輔具，並且教導病友及家屬如何操作輔具，才能發揮輔具最大的效用。

現在各縣市政府都設有輔具中心，有需求的病友可至戶籍所在地區公所社會課或輔具資源中心，辦理申請及評估作業，不只可以在輔具中心中找到合適的輔具，如果病友符合政府所規定的補助資格，還可以得到政府購買輔具的補助。

選用輔具的注意事項

輔具的選用不是單純的購買，還有必須讓病友學會操作輔具，因此最好在選用時，諮詢物理治療師或各縣市政府所成立的輔具中心。

政府對因巴金森氏症而產生的身心障礙病友，提供輔具購買補助；補助標準及流程可以直接詢問各縣市政府的輔具中心。

請注意：如果沒有先經輔具中心評估，而自行購買了輔具，各縣市政府會拒絕給予補助。更多輔具相關資訊，可以參閱「衛生福利部社會及家庭署」，多功能輔具資源整合推廣中心。網址：https://repat.sfaa.gov.tw

常見的行動輔具

　　巴金森氏症病友常用的行動輔具包括了拐杖、助行器、助步車,以及輪椅。由於病友因為動作協調性受到影響,所以當開始使用輔具協助行走時常會遇到一些困難。有些病友在沒有適當的指導下,會拖著拐杖或者提著助行器走路,這樣就完全失去了使用行動輔具的意義了。在選用行動輔具前,最好先有物理治療師的評估並提供選購建議;在購買之後,也最好請治療師給予使用上的訓練,以確認所購用的行動輔具能完全發揮應用的功能。

拐杖

　　當病友在行走時有失去平衡的狀況,或是開始有起步困難時,可能就是病友開始使用拐杖的時候了。

拐杖除了給予病友在維持平衡的協助外，也利用拐杖
觸地的觸感或是拐杖的觸地位置當作是感覺回饋。此
外，在人潮擁擠的地方，可以提醒其他人注意病友並
且協助病友的安全。使用拐杖對於第 2.5 期以後病友是
不錯的選擇。然而研究顯示，在沒有指導下使用拐杖
不一定會對病友的行走有幫助。當病友手上多了一根
拐杖時，往往會不知道何時要把拐杖拄地，有些病友
就直接拿拐杖在手而不使用；也有病友因為太過注意
拐杖，反而使自己失去平衡而跌倒。

　　常見的拐杖有單腳拐與四腳拐。單腳拐與老人所
使用的手杖相同，只是可以調整高度以符合使用者的
需求：適用於剛開始有行走困難或平衡不佳的病患。

　　拐杖的高度，以手握著握把時，肩部自然下垂，手
肘自然彎曲 20-30 度為宜。太高或太低都不易施力。此
外，拐杖太低有可能增加病友駝背；而過高病友有向後
跌倒的風險。而四腳拐在巴金森氏病友使用上常因為不

易將四腳放平而打亂病友的行進節奏，反而會造成危
險，因此建議病友不要使用四腳拐。

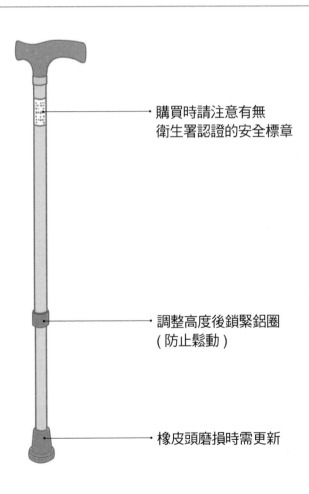

購買時請注意有無
衛生署認證的安全標章

調整高度後鎖緊鋁圈
（防止鬆動）

橡皮頭磨損時需更新

　　在訓練行走時，必須注意病友的行走節奏。如果
病友的功能良好，治療師會令病友在走路時自然使用
拐杖。如拐杖在右手持，當病友左腳向前時，右手也
自然向前將拐杖放下；而右腳向前時，左腳與右手自
然在後。

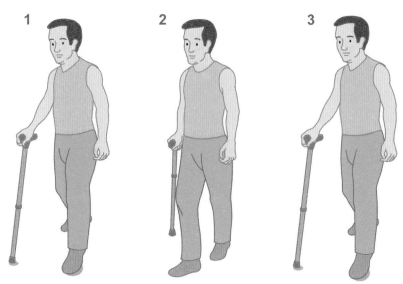

　　另一種四腳拐在水平地面上能提供病友更好的支
撐能力，但因在不平的平面使用四腳拐，反而會使支
撐力下降，有些病友會在行走時絆到四腳拐而跌倒，
因此巴金森氏症的病友大都不使用四腳拐。

助行器與助步車

都是給平衡力較差的病患使用，通常是在第 2.5 期或第 3 期之後。使用一般的助行器時，病友必須以手將助行器抬起來才能移動，但對於部分巴金森氏症病友這個動作會使病友向後跌倒。因此建議病友使用「附前輪的助行器」。腳前輪助行器是將一般助行器的前面兩腳改成輪子，使用時只要輕輕抬起後腳即可推行助行器，而手向下用力即可穩定地煞停。

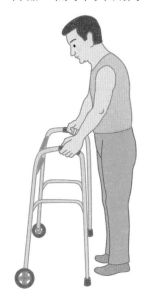
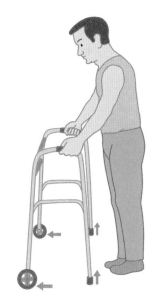

　　當病友使用前腳附輪的助行器時，可以用雙手下
壓使助行器的後腳提供足夠的阻力，防止助行器移
動。助行器的高度，以手握著握把時，肩部自然下垂，
手肘自然彎曲 20-30 度為宜，太高或太低都不易施力。
使用上亦必須注意助行器的四隻腳應高度一致。當使
用助行器站立時，病人的雙腳應在助行器後腳附近。

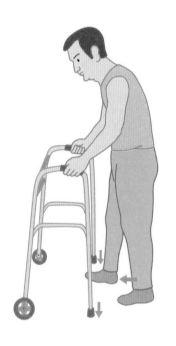
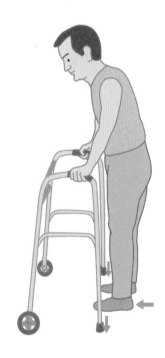

　　當病友要開始步行時，將助行器的後腳上抬一些，使後腳離地後向前推動一小段距離。由於前輪的關係，病友應該很容易就可以推動向前。一般向前推動的距離約是一步長。將助行器後腳放在地面，並手下壓以防止助行器移動。當病友確認助行器固定時，此時可以將一隻腳向前移動到助行器後腳處；當先移前的腳已經踩穩時，後腳即可跟上。當病友已確認兩腳都已穩定時，即可再重複進行走下一步。

　　如果病友的認知功能不錯，而且手部抓握控制功能也不錯，「助步車」則是另一個可以考慮的選項。助步車可以看作附手煞車的四輪助行器。有些助行車附置物籃及休息用的座椅，使用上更方便。

　　許多病友喜歡推輪椅來取代助步車，但由於沒有手動煞車的功能，一旦病友想煞停時可能無法安全停止而發生危險。使用助步車的行走方式，與使用助行器類似，病友先將助步車移前，再移動患側功能較差的腳，最後移動健側功能較好的腳。

輪椅與電動代步車的選用

當巴金森氏病因病程進展，行動力進一步受限，只能進行短距離行走時，輪椅代步是個實際的考量。使用的輪椅必須考量病友的行動能力，平衡能力，坐姿控制等綜合因素，強烈建議在購買前必須先由各縣市的輔具中心評估之後再去選購較為適宜。

以電池為動力的電動輪椅或是電動代步車，是病友沒有辦法行走長距離時的代步選項。使用電動輪椅的病友必須認知功能正常，坐時的平衡能力佳，而且手部控制能力好，能操控輪椅控制器或電動代步車的手把。使用的病友在大部分狀況，是會自己行動，必須具有自行上下輪椅及短距離行走的能力。

巴金森氏症病患較少使用手動輪椅自行推動，大部分是由照護者推行；因此選用的重點就放在乘坐的

舒適度及上下輪椅的方便性。如果病友的功能尚佳，還有不錯的坐姿平衡控制能力，也具有在別人的少許協助下即可上下輪椅時，一般手動輪椅就合適使用；若坐姿平衡不佳，必須在其他的人協助下才能上下輪椅，可能高背式，具有方便可拆式扶手，及可拆式腳靠，可能是較佳的選擇。不論是哪一種輪椅，選購後最好還是請物理治療師教導使用要訣及安全使用要點，才能安全便利地使用輪椅。

輪椅至床轉位時的應注意事項

巴金森氏病因病程進展時，轉位就成了一個問題。當病友行動力進一步受限，無法自行由輪椅轉位至床時，就必須由照顧者加以協助。

由於轉位是一個日常生活上經常使用的技巧，當病友無法自行轉位時，照護者就必須學會協助轉位的技巧，照護者要了解病友的現有能力及限制，因此強烈建

議能由物理治療師先教導照護者轉位的技巧，防止不必要的危險。

　　在進行轉位前，必須讓病友了解接下來要進行的是什麼動作，如果病友了解轉位步驟能有所準備，才不至於在轉位進行時因為過於緊張而使身體僵硬，妨礙轉位進行。在轉位進行前，轉位空間附近的障礙物（如不必要的棉被、點滴架等等）應是否移除以免妨礙轉位進行。

　　要轉位至床上時，必須先將輪椅以45度靠近床緣，然後將輪椅以煞車鎖定，然後將輪椅的扶手及腳踏板移開。照護者盡可能接近病友，病友的足部必須穩定地踩於地面，膝蓋屈曲90度，手臂放於

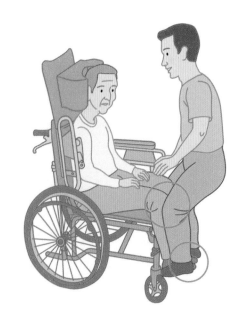

不影響轉位的安全位置。

　　照護者屈膝並盡量保持上身的直立，盡量不要彎腰。如果病友的腳部沒有辦法控制出力協助，照護時應同時以雙膝及雙足夾住病友的雙膝及雙足，以防止病人腳部移動而跌倒。

　　雙手繞到病友後方抓住病友的褲腰，病友的頭部可以靠在照護者的肩部。

　　照護者使用腿部的肌肉力量，並且利用重心向後的方式，將病友身體前傾站起來離開輪椅。要注意照護者不應只使用背部肌肉拉起病人，這容易使照護者的腰部受傷。

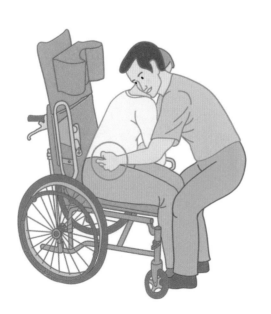

以病友的腳為軸心旋轉，使病友背向床。

照護者此時慢慢屈膝蹲下，將病友放在床上。確認病人已安全坐於床上時，再將病友以側躺方式躺上床。

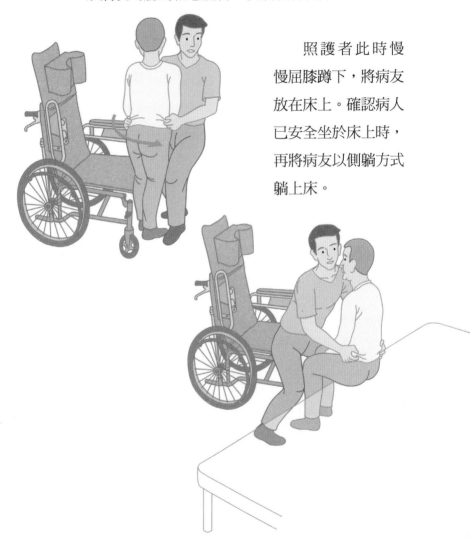

第十一章
認知功能訓練活動

文／余睿羚

巴金森氏症
非只有動作相關問題

　　診間外，候診的陳奶奶一邊翻包包找健保卡，一邊搖著頭說：「人老了，腦袋不行囉！記憶力變很差，忘東忘西的……」坐旁邊的林爺爺跟著感慨：「是啊，我記憶力也很差，天天在找眼鏡，走進房間要拿皮夾，走到房門口卻忘記進房要做什麼？真是越老越糊塗。」

　　罹患巴金森氏症不一定會導致失智症（也就是重度認知疾患），然而，根據研究統計，約有 20~40% 巴金森氏症病友的病程中會發展出認知功能障礙，並且與其年齡大小、動作障礙的嚴重程度有關。年紀越大或後期的巴金森氏症病友罹患重度認知功能障礙的比例相對較高，而在年紀相仿的族群中，巴金森氏症病友發生重度認知功能障礙的相對危險性也比非巴金森氏病友為高，危險性約在 1.7 至 5.9 倍不等。因此，除

了動作相關問題外，患者的認知功能在病程中也亟需被注意！

　　阿茲海默症是最常見的重度認知疾患病因，巴金森氏症與阿茲海默症雖然同被歸類為神經退化性疾病，但兩者的臨床表現不盡相同。巴金森氏症的大腦病理變化在於中腦多巴胺神經元退化與凋零，主要的臨床表現是動作障礙，而阿茲海默症主要大腦病理變化發生於海馬迴與相關的大腦皮質區，早期的徵狀為健忘，隨著病程進展，執行功能、語言能力、空間知覺能力等認知功能逐漸衰退。

基底核與海馬迴在腦部的位置

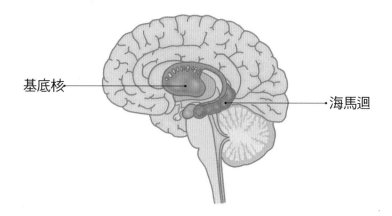

基底核　　　　　　　　　　　　　　　　　海馬迴

認知功能是大腦處理訊息的能力

記憶力、注意力、執行力，這些功能使我們可以進行每天的日常生活，並應付突發狀況。巴金森氏症病友因為大腦病理的改變，可能會產生認知障礙。認知障礙在巴金森氏症中雖屬常見，但並非每一位病友都會有認知功能改變的狀況，且每位病友的障礙缺陷輕重不同。

輕度認知疾患

當病友的認知缺損僅是輕微程度時，並不損及個人日常生活的活動程度，稱之為「輕度認知疾患」；約有25% 的病友，會有輕度認知功能障礙，可能在疾病早期就發生，這些認知狀況可能會造成生活上某些層面被影響，但不至於會影響到病患整體的日常生活功能。

重度認知疾患

當一個以上的認知範疇出現問題時，稱之為「重度認知疾患」；且這些認知問題，顯著地影響了病患的日常生活或職業功能。

記憶力

常常找不到錢或重要證件、對看過的電視或報紙內容記得很少、不容易記住與別人不久前才約好的時間、不容易記住別人剛剛交代的事情等等，這些都和記憶力有關。

記憶力是病友或家屬最常提的認知功能問題，記憶能力可以被分為不同歷程與類型，包含：

立即記憶

幾秒到幾分鐘以內的記憶。

短期記憶

幾分鐘到一整天的記憶。

長期記憶

幾天到幾年以前的記憶。

描述性記憶

對於事實或事件的描述，描述性記憶牽涉到海馬迴與顳葉。

程序性記憶

如何進行特定作業的記憶能力，例如如何繫領帶或騎腳踏車等。程序性記憶則涉及了額葉與基底核。

巴金森氏症病友的記憶問題，比阿茲海默症患者輕微，巴金森氏症病友在回憶訊息上稍有困難，通常在有提示或有選項的情況下，能順利成功地回憶出訊息，因為提示或選項，能幫助患者從大腦記憶儲存庫中把訊息提取出來。

注意力

王奶奶今天一如往常，陪著先生來「巴金森症暨動作障礙中心」聽演講，才開始沒多久，王奶奶指著先生對身邊的治療師說：「唉！爺爺最近狀況不太好，常說要看電視，最後都被電視看去了，總是坐在電視機前不知不覺就睡著了。你看，他這下又睡著了。」王奶奶邊說邊搖醒爺爺。

注意力是人類選擇聚焦在生活環境中，某特定部分、同時忽略其他競爭性刺激的能力。巴金森氏症病

友常常無法一心二用，例如一邊走路一邊與他人說話。這些認知歷程通常與警覺度有關。一般人可能在處理財務收支平衡上，偶爾會需要傷腦筋，然而，發展出認知疾患的病友，在規劃或處理財務上可能會出現困難，他們比較無法專心，且需要更多的時間來處理以前熟悉或常處理的事情。

　　病友可能會因嗜睡或安眠藥物的使用，而使注意力功能降低。這些認知歷程需大腦額葉與頂葉的運作，工作記憶同時包含基底核與背外側前額葉皮質的運作，而這些腦區一般是巴金森氏症病友者相對較脆弱的腦區。

前額葉 (prefrontal)、額葉、頂葉 (parietal) 與基底核 (basal ganglia)

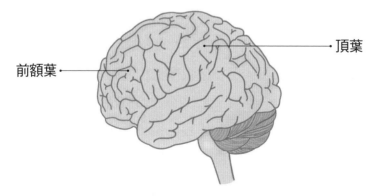

執行功能

在診間，林爺爺感嘆地說給醫師聽：「最近我們家小孫子吵著要我帶他去動物園玩，我是很想帶他去呀，但是體力不行了，再加上動物園的園區好大、好複雜，光是要規劃不同動物區的參觀路線我就腦袋一團亂！唉，當真歲月不饒人啊，前幾年帶外孫去動物園都沒有這種困擾，當年木柵動物園的一日遊，怎麼來回、去哪吃吃喝喝，路線還是我安排的呢！」

執行功能是複雜的認知能力

也是巴金森氏症病友最常有的認知問題；執行功能包含了計畫、組織、起始，及調節目標導向行為。這些活動需要同時多重作業、解決問題、啟動一個新作業，以及作業間的轉換，涉及前額葉皮質與多巴胺系統。巴金森氏症病友這腦區與相關神經傳導系統是受損的，一般人偶爾會做出不好的決定，但病程中發展出認知疾患的病友，更容易做出不恰當的決定，甚或造成不好的後果。

　　跟以前相比，病患較無法處理複雜事務，例如規
劃旅遊行程、按部就班解決問題等，或是對於判斷事
情真假，或做決定有困難，因此容易被詐騙或落入陷
阱圈套、聽信電台廣告付出大量金錢購買成藥、借大
筆金錢給陌生人、過馬路不看左右紅綠燈、穿著不適
合天氣或場合的服裝等等。

認知功能的檢測

　　如果認知問題突然變化得很快速，應該注意是否有感染的情形、新的中樞神經問題，例如中風，或是最近正在調整藥物使用狀況。其他導致認知功能失調的重要原因，包含其他常見疾病，例如：甲狀腺疾病、缺乏維他命 B12、尿道感染、肺炎；在上述情況下，認知症狀會隨著疾病被治療好而改善。疼痛或膀胱問題的藥物，也可能導致失眠、意識狀態不佳，或認知功能受損、聽覺喪失或視覺缺損，也會是造成認知問題的原因之一。

　　認知功能也可能會受到較差的睡眠，及過多的日間睡眠所影響；憂鬱症、焦慮，或淡漠現象，亦會產生類似認知症狀的情形；此外，腦傷、癲癇、中風、小中風等，都被認為可能是認知缺損的原因。如果是

上述情形，建議與醫師討論進行治療或調整藥物。

老化過程中，大腦也隨著年齡增長而老化。正常老化過程中，大腦功能或多或少會變差，可能突然忘記某事，但事後會想起來。但隨著巴金森氏症病程進展發展出的輕度或重度認知疾患則有別於正常的老化，若家屬或病友對此有警覺，能早期偵測、了解病程進展，適時地協助病友或給予包容，對病友之生活品質與疾病預後均有助益。

評估認知能力的方法與工具

目前有很多評估認知能力的方法與工具，包括口語、紙筆回答、或電腦施測的方式來評估不同認知面向，時間可能 10 分鐘到數小時不等；此外，也可以利用篩檢工具來初步篩檢病友的認知功能表現，如果初步篩檢結果有認知疾患之疑慮，則建議進一步尋求臨床心理師協助，進行詳細評估。

除了測驗表現外，患友與其照護者、配偶或親友對病友的觀察也很重要，這些資訊常作為醫療工作者參考的重要依據，醫師通常會詢問家屬關於病患認知

功能方面的問題，譬如跟生病之前比較，病友的認知問題是否產生改變，而這些改變是如何影響每日生活或工作等。

如何與認知功能障礙和平共處

若認知問題是緩慢地、不知不覺地出現，則可能是神經退化性疾患導致，除了藥物幫助外，非藥物的介入則可以透過認知作業，或日常活動等方式達成。規律適度的運動能幫助改善病友肢體上的問題，同樣的，腦袋也需要做運動。

腦袋的運動

包含：拼拼圖、玩牌、閱讀、聽演講或音樂會、參加社區活動。鼓勵病患維持或培養興趣、接觸人群、維持社交生活，都是不錯的方法。日常生活中，維持生活環境或習慣的規則十分重要，包括物品或家具必須放在固定的地方，如眼鏡、鑰匙、藥盒、錢包等，物品放在固定的地方減少病患找不到的可能性，能減少病患產生焦慮或挫折感。

製作「待辦事項清單」

病友可將活動簡化為更小的步驟、使用記事本製作「待辦事項清單」，追蹤事件是否進行或完成。巴金森氏症病友通常可以在給予稍微提示的時候想起答案，尤其是在出現找字困難，或是思考速度緩慢時。身邊的人如能夠展現耐心、給予提示，病患能夠正確回憶並找回自信心。

此外，「認知訓練課程」透過運用輔助教具、日常生活器具，或其他自製器材等，設計認知活動，幫助病友動動腦、減緩認知功能退化。課程中，搭配結合感官刺激等活動，希望藉由日常活動的重新安排，建立參與活動的習慣，來保持病患自主管理功能，進而面對並適應認知功能障礙帶來的困擾。

第十二章
另類運動療法

文／湯佩芳

不同的另類運動療法
有不同的療效

　　68 歲的陳媽媽，被診斷為巴金森氏症有六年了，最近 開始有走路不穩的情形。

　　週末清晨，女兒陪著陳媽媽到公園走路運動，看到好多長輩們在運動，陳媽媽嘆了一口氣：「真羨慕他們可以自由自在的打打太極、跳跳舞啊！」

　　「媽，我記得您年輕時候很愛跳土風舞、元極舞，不是嗎？我最近聽說打太極或跳舞對巴金森氏症的病友也是很好的運動，如果想學太極或來公園跳舞，我以後週末就陪您一起來學好不好？」

　　陳媽媽很慶幸自己有這麼貼心孝順的女兒，但她覺得自己的狀況，並不適合做這些難度較高的運動。最近在巴金森氏症藥的藥效快停止時，連走起路來都會越走越成小碎步，會不自主的往前衝，若不及時停

下來、或扶住東西，差一點就要跌倒；更不要夢想跳舞或是打太極拳了。

嘆了口氣，陳媽媽搖著頭說：「唉，算了，我只求走路、轉身時，能穩住身體，不跌倒就好了。平時走走路，做做物理治療師教我的運動，就夠了，不必學什麼太極或舞蹈了。」

回診的日子到了，陳小姐牽著媽媽的手，走進物理治療中心，物理治療師看到陳媽媽每次都能定期回診，從不缺席，笑著稱讚：「陳媽媽很不錯喔，都能定期回診；回家都有遵照上次開的運動處方做運動嗎？最近行動上還方便嗎？會不會比較失去平衡？或容易跌倒呢？」治療師知道已經進入第3期的陳媽媽應該會有一些平衡方面的困擾。

「我是很聽話的病人，不僅醫師開的藥都按時吃，妳開的運動處方，我也都有照著做。藥效在的時候還好，拉筋、走路、練肌力的運動都做得來，只是在藥效快消退時走路會越走越小步、一直往前衝，我常要提醒自己停下來、或扶東西，才不會跌倒。有時候要轉身若不小心，也是腳步容易不穩。請問有沒有什麼

運動，可以讓我平衡更好？」

　　陳媽媽能很清楚的向治療師描述自己目前的問題，可以看出是很有心想把自己照顧好。幫陳媽媽做了仔細的肌張力、肌力、關節活動度、平衡能力與動作功能等的評估，分析了陳媽媽容易不穩的原因後，物理治療師耐心的教了幾個可讓陳媽媽回家練習的方法。

　　「我最近聽說跳舞、打太極拳、練氣功、瑜伽這些運動，對巴金森氏症患者也是不錯的，請問這些運動適合我母親做嗎？」陳小姐把握時間請教治療師。

　　醫學上利用舞蹈、太極拳、氣功、瑜伽等這些一般性或傳統性運動來治療疾病的做法，稱作「另類療法」或「輔助醫療法」。這些運動雖然在社區一般民眾中已很普遍，但近年來才有比較多臨床研究，用科學的方法，有系統的去檢驗它們是否真的對特定的疾病族群也有效。

　　以目前的醫學文獻報導來看，跳舞、太極拳、氣

功、瑜伽這些運動，的確對巴金森氏症病友是會有幫助的。我們已經知道，太極拳可以增進平衡能力、動作功能、生活品質，與降低憂鬱；氣功對患者的動作、睡眠、憂鬱、便秘症狀有幫助；跳舞對患者的認知、平衡、動作、體力有幫助；瑜伽則是對提升病友生活品質有幫助。

「以妳母親的狀況而言，我們會建議她可以參加專門為巴金森氏症患者開設的太極拳班或舞蹈班，來幫忙她提升平衡能力。」治療師接著解說：「太極拳與舞蹈可以促進平衡能力，主要是因為訓練當中，有許多姿勢與腳步動作的轉換，以及全身性的轉身或協調動作，可以讓病友在動態平衡、下肢肌力，與軀幹控制上面得到更多的練習。病友若想學太極拳或舞蹈，最好是找特別為病友設計過的課程，例如：第 3 期以上的病友，最好是參加坐姿版太極拳班。帶領這樣班級的教練比較有經驗，教的動作也比較適合病友，讓病友們能循序漸進，在沒有壓力下學習。」

參加這類活動，家人最好可以陪伴上課

在舞蹈班，家人可以做舞伴，病友在有舞伴引導下，通常跳起舞來更容易。若是參加太極拳班，有家人在旁幫忙注意安全，病友也比較能放心的跨出步伐或做出較大的動作。治療師也鼓勵陳媽媽，在女兒的陪伴下，勇敢的嘗試太極拳或舞蹈來促進她的平衡能力。

至於氣功因為派別很多，目前比較少研究在探討；但是氣功可以讓病友靠著心靈意識，更感受到呼吸與身體的動與靜，如果練氣功時配上音樂，病友可以比較放鬆，也是很不錯的。

瑜伽的部分也是派別很多，無論是學哪一個派別，要注意一定要從簡單的動作開始，做時要注意哪裡該放鬆哪裡該用力，才不會受傷。有些瑜伽動作，做不到時，千萬不要勉強，一定要詢問教練是否有簡易版的？做這些輔助運動前，也一定要暖身，才不容易受傷。

若加上這些額外的另類療法運動，要注意一天中時間的安排，不要讓病人在一天內太耗體力，太疲累，導致接下來要休息好幾天不能運動。

專門開給巴金森氏症患者的太極拳班，或舞蹈班的訊息，讀者朋友可點閱這些網站：

● 社團法人臺灣巴金森之友協會
  http://www.pdcare.org.tw/

● 臺大巴金森症醫療中心
  http://www.pdcenterntuh.org.tw/

另類運動療法能取代
個人化運動治療處方嗎

　　太極與舞蹈，既然適合病友做，而且運動起來比較有趣，是不是病友只要做這兩種運動就好，免得太累？但重點在於：

　　另類運動療法雖然已知有些療效，但是「不能完全取代」治療師給病友設計的的客製化運動處方。

　　因為客製化運動處方，是治療師依據病友的疾病期別、肌力、肌耐力、心肺耐力、平衡、柔軟度、動作功能與其他病史等狀況，同時考慮病友生活功能上的需求而量身設計的。而每一種另類運動療法，不見得會涵蓋這麼多層面的運動，所以，還是要以治療師的處方為

主，另類療法為輔。

　　病友在確診後，一定要「定期」且「長期」的回神經科醫師門診做追蹤，並轉介至物理治療門診或單位做進一步的動作功能評估。這樣物理治療師就能隨著病友病程的演進，給予病友及照顧者不同的教導與幫助，達到提供個人化運動治療處方的目的。

　　一般而言，對比較前期的病友，個人化運動治療處方會強調用放鬆、伸展、有氧，與肌力運動，來預防退化與維持日常生活上的功能；當病友願意去認真做運動，甚至還有促進這些能力的意外驚喜。到了 2.5 期之後，會建議病友對放鬆、伸展、有氧、肌力運動、床上運動、轉位、平衡、行走等運動，都盡量不要偏廢，並要再加強比較弱的部分。若考慮另類運動，容易緊張與抖動或較僵硬的病友，可加練氣功或瑜伽；而要加強平衡、行走、協調或體力的病友則可加練太極或舞蹈。

　　舉例而言，若是從一位 60 歲、第 1.5 期的病友身上，物理治療師得知其有高血壓病史，又測得他的右

側手腳較有抖動、僵硬與無力的狀況，但日常生活都不太受影響時，會特別加強他右手右腳的拉筋與肌力訓練，並會給他安全的有氧運動計畫，讓他的運動符合世界衛生組織對有氧運動建議量的標準，來維持或促進他的體能。同時也會教這病友如何做放鬆運動，以減少因緊張而增加的抖動。

若病友想參加太極或舞蹈、瑜伽等課程，治療師則會給予一週可做幾次、一次可做多久、強度是多大⋯⋯的細節建議。倘若幾年後病友體能有些退化，且平衡開始受影響，則治療師會再針對他的運動劑量與平衡、轉位等運動做不同設計，也會提供可執行的另類療法讓病友作參考。

執行另類運動的頻率、強度與方式，例如需不需要改成簡單或安全的版本、或需不需要照顧者在旁邊幫忙等等，都可先跟物理治療師做詳細討論；這樣治療師可以全盤考慮到病友完整的運動規劃與運動量，並評估需要特別加強的能力，是否真的有被加強訓練到。

請病友們相信，一位認真的物理治療師，努力的

目標是讓個人化運動治療處方，加上另類療法，為病友帶來最大的治療功效。所以當病友對運動處方有任合疑慮時，請不要客氣，儘管告訴您的治療師，讓他為您做解答。而當病友在遵循物理治療師開的個人化運動處方上有困難時，也請不要因為覺得「這我做不來」或「這個有困難」而荒廢，請一定要提出來討論，讓物理治療師陪同一起，面對疾病與克服問題，幫助您保有好的生活品質。

後記

文／湯佩芳

給讀者們的小叮嚀

　　這本書，是病友看過物理治療師診後，選擇居家運動的參考書籍；大多數章節都依巴金森氏症的期別，給予不同的運動建議。

　　希望病友們能落實物理治療師的建議，並按圖索驥，組合出適合自己做的居家運動，或依個人狀況的不同，稍做修改。當不確定某些運動是否真的合適時，請務必徵詢您的物理治療師意見。

　　我們也鼓勵病友們：放鬆、伸展、有氧、肌力、床上運動、轉位、平衡、行走、口腔與臉部、手部運動等多種運動都不要偏廢，並要依您治療師的建議，加強執行您需要做的運動。

　　祝福各位病友，即使巴金森氏症在生命旅程上同行，也可了解它、與之和平共處！

國家圖書館出版品預行編目（CIP）資料

物理治療師教你巴金森氏症病人的運動 /
湯佩芳, 黃正雅編著.
-- 初版. -- 臺北市：大塊文化, 2018.01
　　面；　公分. -- （Care；55）
ISBN 978-986-213-854-0（平裝）
1.巴金森氏症 2.運動健康 3.物理治療
415.9336　　　　　　　106023549

CARE
Good Care ,
Good Living

CARE
Good Care ,
Good Living

CARE
Good Care ,
Good Living

CARE

Good Care ,
Good Living